总主编 卢传坚 陈 延

中医补土理论菁华临床阐发

眼 科

主 编 庞 龙
副 主 编 欧 扬 陈兹满
主 审 张梅芳
编写秘书 白昱旸
编 委 （按姓氏汉语拼音排序）

白昱旸 陈兹满 李振萍 罗保华
欧 扬 庞 龙 秦 霖 王 燕
张梅芳

U0213615

科学出版社
北京

内 容 简 介

  本书是"中医补土理论菁华临床阐发"丛书之一。本书分上、下两篇。上篇主要介绍补土理论在中医眼科中的源流及发展，包括在古代、近代、现代各时期发展特点与医家；补土理论在眼科生理、病理、五轮学说中的体现；补土理论在眼科各类疾病治疗中的应用，以及眼科常用的补土治法方药。下篇主要介绍补土理论在中医眼科临床中的运用案例及分析，涉及胞睑、泪器、角膜、黄斑、目系疾病及儿童眼病等。

  本书内容丰富，临床案例翔实，分析客观、全面且有重点，具有临床实用性，可供中医临床医生、中医学生或中医爱好者阅读。

图书在版编目（CIP）数据

眼科 / 庞龙主编. —北京：科学出版社，2020.11
（中医补土理论菁华临床阐发 / 卢传坚，陈延总主编）
ISBN 978-7-03-066637-6

Ⅰ. ①眼… Ⅱ. ①庞… Ⅲ. ①眼病－中医治疗法 Ⅳ. ①R276.7

中国版本图书馆 CIP 数据核字（2020）第 214190 号

责任编辑：陈深圣 郭海燕 / 责任校对：郑金红
责任印制：徐晓晨 / 封面设计：北京蓝正广告设计有限公司

科学出版社 出版
北京东黄城根北街 16 号
邮政编码：100717
http://www.sciencep.com

北京虎彩文化传播有限公司 印刷
科学出版社发行 各地新华书店经销
*

2020 年 11 月第 一 版 开本：720×1000 B5
2020 年 11 月第一次印刷 印张：9 1/4
字数：186 000
定价：**58.00 元**
（如有印装质量问题，我社负责调换）

总　　序

　　"传承精华，守正创新"是习近平总书记对中医药工作作出的重要指示，为中医药传承、创新、发展指明了方向，中医药事业的发展迎来了前所未有的机遇。值此之际，由广东省中医院岭南补土学术流派学术带头人卢传坚教授策划并担任总主编的"中医补土理论菁华临床阐发"丛书也即将出版面世。这套丛书集结了我院多个学科众多专家学者的力量，是近百名编委共同努力的心血结晶，也是这些年来我院大力发展中医学术流派研究的成果之一。

　　2013 年，为了响应国家中医药管理局"大力建设学术流派"的号召，也为了进一步提升中医理论及临床诊疗水平，广东省中医院组建了"岭南补土流派工作室"。该工作室自建立以来，除了在理论及临床研究方面的不懈努力外，也着力于推动补土理论的学术交流，举行各种案例分享及学术探讨活动，有力推动补土学术理论在各学科的应用。经过这些年的发展，多个学科在补土理论的临床应用方面已经有所收获，凝练出了各自的专科特色。为了更好地总结和提炼这些理论精华，岭南补土流派工作室发起"中医补土理论菁华临床阐发"丛书写作计划，得到了各学科团队的热烈响应。在经过了将近两年的准备及反复修改核对后，这套总稿超百万字的丛书终于成稿。

　　翻开书稿，书中有编委们精心整理的理论、丰富的临床案例，突出了我院流派研究理论与实践相结合的特点；在书稿的架构上，由岭南补土流派工作室撰写"中医补土理论菁华临床阐发"丛书有《补土菁华总论》一册，其他分册遍及多个临床学科，目前已交稿的包括《内分泌科》《耳鼻喉科》《肝病科》《肿瘤科》《乳腺科》《肾病科》《消化科》《皮肤科》《眼科》《呼吸科》共十个专科分册，组成了丛书专科系列。另有《异常子宫出血》《子宫内膜异位症》《湿疹》《克罗恩病》《肺癌》共五个专病分册，组成了丛书专病系列。虽然不同专科、疾病的具体治疗方案各有特色，但所应用的理论都源于补土，这正是中医"异病同治"的鲜明体现。

　　同时，多学科应用、突出优势病种也切合了学术流派的发展特点。纵观古代流派名家，虽各有所长，但基本不分科，只要灵活运用，在不同疾病的治疗中均能得心应手。因此，流派学术思想的应用，一方面应该在多个领域中"遍地开花"，不断拓宽其应用范围，此为"横向发展"；另一方面，对于理论应用适用性强的病种还应重点发掘，优化其治疗方案，此为"纵向发展"。流派学术理论的应用既要使其有一定的普及性，更要突出其独特的治疗优势，使得流派理论的应用既能保持其特色，又能得到进一步的推广，这正是本套丛书的鲜明特点。

在这套丛书各分册的编委名单中,既有年龄与我相近的老专家作为学术顾问,同时也有不少年轻医生参与了本套丛书的编写,这充分体现了中医学术的传承以及老一辈专家对年轻一代的提携。我相信,编写的过程既是对老专家临床经验的总结提炼,也是后辈们深入学习的一次机会。书籍是中医传承过程中重要的思想载体,希望这套丛书不仅是一份标志性的成果,更是一个起点,能够吸引更多的中医人进入到中医流派理论学习中去,更好地发挥中医的治疗优势。

是以为序!

国医大师、广州中医药大学首席教授 禤国维

2020 年 4 月于广州

序

　　补土理论萌芽于古代哲学，肇始于《黄帝内经》，发展于仲景，鼎盛于东垣。李东垣为金元四大家之一，其脾胃学说对中医理论有所发挥，做出了贡献。李东垣提出"人以胃气为本"的论点，认为元气为人身之本，脾胃为元气之源，强调脾胃在精气升降中的重要作用。"内伤脾胃，百病由生"。他还强调火的危害，火为元气之贼，主张温补脾胃以抑火等。这一学说流派，后世称之为补土派。此理论用于中医各科病证的治疗，当然也包括中医眼科疾病的治疗。

　　中医眼科学从唐宋分科独立以来，历时千余年，无数医家从事此业，并积累了许多宝贵的经验，创立了不少独特的学说与疗法，从而使中医眼科学得到不断发展。本书由经验丰富、从事中医眼科临床多年、具有高级职称的广东省中医眼科专家们编撰，是一部突出中医流派特色的专著，其可谓是丰富了中医眼科学的学说与疗法，为中医眼科的发展和防盲、治盲做出了贡献。

本书编写组

2019 年 5 月

前　言

在脾胃与眼的生理学方面，《脾胃论》中有如下论述："盖饮食入胃，游溢精气，上输于脾，脾气散精，上归于肺，冲和百脉，颐养神明，利关节，通九窍，滋志意者也。"此处的"通九窍"，当然包含了双眼；在脾胃与眼的病理学方面，《脾胃论》中论述颇多，其中关于脾胃病病理学的总体论述中提出了"内伤脾胃，百病由生"的主张，不容置疑，眼病也包含在内。《脾胃论》卷下的"脾胃虚则九窍不通论"再次详述了脾胃虚与九窍的病理关系。近现代众多的中医眼病专家在临床实践中也广泛地关注到脾胃与眼的生理、病理联系，尤其是对将《脾胃论》之补土理论运用于疑难眼病的治疗有深刻的体会和丰富的经验，并有大量的临床案例在中医药专著和中医药期刊中不断得到报道。因此，为继承补土流派的学术思想，整理和学习其历史源流，促进近现代补土理论的发展，丰富和创新补土流派之补土理论在各专科的临床应用，在广东省中医院补土学术流派工作的代表卢传坚教授的倡导和总体设计下编写了"中医补土理论菁华临床阐发"丛书，本书即是丛书的分册之一。

本书主要从补土理论的历史源流及其在中医眼科临床中的运用两个方面来阐发补土理论的菁华，并且在运用中附以案例及分析。全书分上、下两篇。上篇介绍眼科补土理论的历史源流；下篇介绍补土理论在中医眼科临床中运用的案例。上篇主要内容为眼科补土理论在古代、近代、现代各时期发展特点与医家；补土理论与眼科理论在生理、病理、五轮学说方面的联系；补土理论在眼科胞睑疾病、泪器疾病、黑睛疾病、黄斑疾病、目系疾病、儿童眼病6类眼病的治疗应用中的理论菁华阐释。下篇主要内容为补土理论治疗胞睑疾病、泪器疾病、角膜疾病、黄斑疾病、目系疾病、儿童眼病6类眼病的临床案例报道与分析。本书内容丰富，案例较多，覆盖面较广，临床案例翔实，案例分析客观、全面且有重点。无论在理论探讨还是在临床案例分析中均注重临床实际，在理论和临床案例中均涵盖了眼睑疾病、泪器疾病、眼表疾病、眼底疾病、视神经疾病和儿童眼病。本书编写的特点是从理论到临床，先理论后临床，但以临床应用为主，具有临床的实用性和对临床实践的指导价值。

在本书的编写过程中，虽然所有组织者和编写者力求精益求精、尽心尽智，但由于笔者的水平有限，编写的时间仓促，书中难免存在不足之处，很多内容尚需充实和提高，期待读者对本书提出宝贵意见，欢迎批评指正。

庞 龙

2019 年 5 月

目　录

上篇　眼科补土理论的历史源流

下篇　眼科补土理论运用案例

上篇　眼科补土理论的历史源流

第一章　眼科补土理论各时期发展特点与医家

第一节　古代眼科补土思想

一、南北朝以前

我国在南北朝以前，还没有系统的眼科医著，只有散在的一些对眼及某些眼病进行初步探索的资料。成书较早的《黄帝内经》（简称《内经》），首次从解剖学的角度提出目、眼、眶、内眦、外眦、约束、络、白眼、黑眼、瞳子、目系等名词，对眼的生理功能及某些眼病的病机做了初步探讨。《灵枢·大惑论》曰："五脏六腑之精气，皆上注于目而为之精。精之窠为眼，骨之精为瞳子，筋之精为黑眼，血之精为络，其窠气之精为白眼，肌肉之精为约束，裹撷筋骨血气之精而与脉并为系。上属于脑，后出于项中。"主要论述眼睛的组织结构，脏腑的精气皆上注于目，目系上属于脑的生理病理，以及五脏六腑精气输注的关系，初具眼的生理、解剖、病机等方面的理论基础，亦为日后眼科五轮学说的创立奠定了理论基础。后世许多关于眼及眼病的理论就是在《内经》相关理论基础上发展而来的，影响力较大的理论包括五轮学说、八廓学说、内外障学说、肝窍学说、玄府学说、精津学说、气血学说、六经学说、病因学说、诊法学说、养生学说等。而其中与补土流派学术思想关系比较密切的学说是脾胃气机升降理论、五轮学说和气血学说等。

（一）脾胃气机升降理论

《素问·阴阳应象大论》云："清阳出上窍。"脾主运化水谷，为后天之本，精、气、血、津液生化之源；脾又主升清，能将以上精微物质上输于目而使目得濡养。眼之所以能明视万物，辨别颜色，有赖于清阳之气的温养。脾的生理功能失调会导致眼的病变。《素问·玉机真脏论》在论及脾的虚实时即有"其不及，则令人九窍不通"之说，亦即脾虚可能导致眼病，如果脏腑功能失调，精气不能充足地灌注于目，就会影响眼的功能，发生眼病[1]。

（二）五轮学说

五轮学说源于《内经》，是中医眼科眼与脏腑相关的重要理论之一，将眼部分为五个部分，分别与五脏相对应，用来阐明眼的解剖、生理、病理，指导眼病的诊断和治疗。五轮学说将胞睑与脾相对应。《灵枢·大惑论》曰："肌肉之精为约束。"脾主肌肉，肌肉之精即为脾之精，脾之精气聚结为胞睑。

（三）气血学说

气血学说的起源，可追溯到春秋战国以前。《周易》几千年来一直被奉为群经之首，医学之源。气血学说是阴阳学说的一个分支，《周易》在论阴阳五行时，论及人体的气血。

《内经》成书时，气血学说已基本形成。《灵枢·邪气脏腑病形》说："十二经脉，三百六十五络，其血气皆上于面而走空窍，其精阳气上走于目而为睛。"指出了眼与经络、气血的关系。经络联系眼与脏腑，为之输送气血。《素问·四时刺逆从论》曰："冬刺经脉，血气皆脱，令人目不明。"气血是眼生理功能的物质基础，气血运行正常则视功能正常，气血失调则目无所见，而眼的生理功能失调也会导致气血的失调，如《素问·宣明五气》所云："五劳所伤：久视伤血。"

人体的气，有先天之气与后天之气的区别。后天之气为呼吸饮食之气。《灵枢·五味》曰："谷始入于胃，其精微者，先出于胃之两焦，以溉五脏，别出两行，营卫之道。其大气之搏而不行者，积于胸中，命曰气海，出于肺，循咽喉，故呼则出，吸则入。天地之精气，其大数常出三入一，故谷不入，半日则气衰，一日则气少矣。"《灵枢·卫气》曰："六腑者，所以受水谷而行化物者也。其气内干五脏，而外络肢节。……其精气之行于经者，为营气。"由此可见，人体的正气源于饮食水谷，由中焦脾胃传化。

至于血，以及气与血的关系，《内经》亦多有论述。《灵枢·决气》曰："中焦受气取汁，变化而赤是谓血。"《灵枢·营卫生会》曰："中焦亦并胃中，出上焦之后，此所受气者，泌糟粕，蒸津液，化其精微，上注于肺脉，乃化而为血，以奉生身，莫贵于此，故独得行于经隧，命曰营气。"《素问·五脏生成》曰："肝受血而能视，足受血而能步，掌受血而能握，指受血而能摄。"由此可见，血是由食物的精华通过气化作用而生成的一种赤色液体，有营养四肢、灌注五脏六腑之功，目视、足步、掌握、指摄等人体功能均离不开血的运行濡养。

在血与五脏的关系中，《内经》也明确指出"心主血"，"肝藏血"，"脾统血"。说明血的生理病理与此三脏关系密切。"脾统血"指血来源于水谷精气，由中焦脾胃化生，脾对血有统摄之功能。

《内经》对气血与眼目病理关系的论述也非常具体。如《灵枢·决气》曰"气脱者目不明"；《灵枢·脉度》曰"气不荣，则目不合"；《灵枢·口问》曰"故上气不足，脑为之不满，耳为之苦鸣，头为之苦倾，目为之眩……"；《素问·解精微论》曰"厥则目无所见"；《素问·宣明五气》曰"久视伤血"等。

眼病气血学说的发展始于隋代。巢元方等所撰的《诸病源候论》中，所论目病 56 候，涉及气血的有 33 候，如"若脏气不足，则不能收制其液，故目自然泪出"，"是脏腑血气不荣于睛，故外状不异，只不见物而已，是之谓青盲"，"若心气虚，亦令目茫茫"，"腑脏虚损，血气不足，故肝虚不能荣于目，致精彩不分明"，"若血气虚则腠理开，而受风，风客于睑肤之间，所以其皮缓纵，垂覆于目，则不能开，世呼为睢目"等。北宋王怀隐等所撰的《太平圣惠方》、杨士瀛撰的《仁斋直指方论》、严用和撰的《严氏济生方》、张从正撰的《儒门事亲》等著作对于眼目疾病的气血病机及运用气血学说治疗眼病均有所发挥。

二、隋唐至宋金元时期

隋唐至宋金元时期，随着我国社会经济、文化的发展，中医眼科学也迅速成长。这一时期，记载眼科病因证治的文献主要有《诸病源候论》、《备急千金要方》、《外台秘要》等，《太平圣惠方》、《圣济总录》、《世医得效方》等皆有专论眼科的篇章，比较著名的眼科专书包括《龙树眼论》、《刘皓眼论准的歌》、《秘传眼科龙木论》等。以上专著虽无专从脾胃论治眼病的篇章，但逐渐将眼科的理论独立出来，为后世眼科补土理论的发展打下基础。

补土理论的创立在金元时期，本时期补土学派的代表医家为李杲。李杲是金元时期著名的"金元四大家"之一，也是中医"脾胃学说"的鼻祖。他强调脾胃在人体生理功能中的重要性，治法上注重调理脾胃、培补元气。他在《内经》的基础上，对眼的脾胃气机升降理论、五轮学说及气血学说进一步论述，并开创了内伤脾胃学说。

（一）李杲对脾胃气机升降理论的发展

李杲认为眼目的生理功能正常与脾胃气机的升降有序密切相关，脾胃的升降功能失常，清阳不升，浊阴不降，则清窍为之闭塞不通，从而导致眼目疾病的发生。李杲还指出了调治脾胃、通调血脉对视觉功能的重要性。《兰室秘藏·诸脉者皆属于目论》中指出："夫五脏六腑之精气，皆禀受于脾，上贯于目。脾者诸阴之首也，目者血脉之宗也，故脾虚则五脏之精气皆失所司，不能归明于目矣……凡医者不理脾胃及养血安神，治标不治本，是不明正理也。"认为脾胃虚弱导致的精气失司、血脉不充、清阳不升、阴火上犯等是眼目变生疾病的主要病机变化。五脏六腑之精气皆上归于目，若脾气虚则精气失司，则目无所养，视觉功能受损；目为清窍，位于人体的上部，唯有清阳之气方可到达，脾失升清，清阳之气难以上升至头面部，九窍则为之不利；目为上窍，易受其害；目为心之使，其精明视物为神之所用，若脾胃虚弱，气血生化乏源，心血不充，神无所用而目不明也。

（二）李杲对五轮学说的发展

李杲对中医眼科五轮学说进一步发展，形成了自己独特的眼科辨证思维。五轮学说的命名最早记载于宋代的《太平圣惠方》，在东垣时期，已为眼科常用，虽然李杲并未提及五轮之名，但在实际辨证时，采用的整体辨证和分经辨证已经包含了五轮学说的思想，但又不为五轮八廓所拘束。

（三）李杲对气血学说的发展

李杲的学术观点重视脾胃，认为脾胃是元气之本。他在《脾胃论》中说："脾胃之气既伤，而元气亦不能充，而诸病之所由生也。"其意为：元气为人身之本，为先天之本，但出生之后，人体的生长发育及一切生理活动，全靠脾胃水谷精气的维持。先天元气也必须依靠后天脾胃运化水谷精微来充养，脾胃伤则元气衰，元气衰则疾病由此丛生。因此，李杲在临证时以"补益脾胃，升发元气"为总则，把握"脾胃"这个根本问题进行各种疾病的治疗。脾胃为后天之本，气血生化之源，故"脾胃"的学术思想，其本质上亦为关于"气血"的学术思想。

（四）李杲对内伤脾胃学说的论述

李杲为医学大家，他的学术成就主要在于开创了内伤脾胃学说。"内伤脾胃，百病由生"，其在仲景伤寒学说的基础上，提出了内伤学说，完备了中医临床外感与内伤的证治体系。其理论基础来源于《内经》，充实于临床实践，其著作《内外伤辨惑论》、《脾胃论》主要从病因、症状、治法上阐述"土为万物之母，脾胃为生化之源"这一理论观点，《兰室秘藏》则从具体病证的治疗上完善了这一学术思想，可谓从理论到实践贯穿了脾胃学说。他在《内经》的基础上提出"脾胃是眼目之本"的学术观点，认为脾胃是眼目正常生理功能的基础，也是各种眼科疾病的根源所在。脾胃为后天之本，气血生化之源，五脏六腑之精皆来源于脾之升清、胃之腐熟，而上注于目，"脾之精气旺，则目能明；脾胃升降正常，则目能视"。脾胃运化水谷精微的生理功能对眼目的正常功能起着重要的作用。

（五）补土思想在李杲眼科治疗上的体现

李杲在眼科疾病的治疗上的特色是整体论治，注重调理脾胃、升清阳与泻阴火。他所创立的"补脾益胃，升发元气"、"甘温除大热"、"升阳散火"等法则受到后世很多医家的推崇。历代医家对气血和眼目的密切关系都非常重视，眼科专著在论述具体病证的病机时，多涉及气血，对气血病变的论治，亦多强调从脾胃论治。对脾胃病的治疗，提出了补气升阳之法，基本概括为升阳散火和甘温除热两个方面。用药上多用辛散药物，并重用甘温保护脾胃药物，慎用苦寒损伤脾胃药物，同时兼顾通调血脉，常在甘温药物中加用风药，认为治疗内伤病当"从阴引阳"，"非风药行经不可"，从下焦引清气上达，而出于上焦，这亦含有鼓舞清阳之气、升发脾胃之气的意思。达到补中升阳泻火的目的[2]。

《脾胃论》、《兰室秘藏》、《东垣试效方》等是李杲的代表作。李杲认为，内伤病的形成，就是真气不足的结果，而气之所以不足，实则由脾胃损伤所致。他反复论述这一观点，如"真气又名元气，乃先身生之精气也，非胃气不能滋之"，"元气不行，胃气下流，胸中三焦之火及心火乘于肺，上入脑灼髓，瞳孔开大"，"脾胃既为阴火所乘，谷气闭塞而下流，即清气不升，九窍为之不利"。说明脾胃是元气之本，脾胃伤而元气衰，元气衰则疾病丛生，这是李杲脾胃学说的基本观点之一。他重视调养脾胃，强调胃气升发，治疗上善用升阳益气药处方，其中补中益气汤即为体现补土思想的代表方剂，《兰室秘藏·眼耳鼻门》中所载的复明散、助阳活血汤、神效黄芪汤、圆明内障升麻汤、升阳柴胡汤等都是以健运脾胃、升散阳气为主法的处方。至此，补土学术思想在眼科气血理论不断发展完善的过程中也逐渐形成了比较完备的理论体系。

三、元末至明清时期

中医眼科补土理论的发展受到东垣学说的巨大影响，金元后眼科名家名著辈出，元末明初的眼科专著《原机启微》、《银海精微》等，继承和发扬了李杲的眼科补土思想，其眼科方剂、理法方药均受李杲的影响。明清时期是眼科补土理论的兴盛期，眼科理论体系更为完善，如明代傅仁宇的《审视瑶函》、清代黄庭镜的《目经大成》、顾锡的《银海指南》等，在前人的基础上，结合辨治经验，形成各有特点的眼科脾胃观。

（一）《原机启微》的眼科补土思想

元末明初的《原机启微》是中医眼科发展史上一本具有划时代意义的专著。《原机启微》由倪维德所著，根据病因病机将眼病归为十八类，以阴阳脏腑经络为基础，将六淫、七情、劳逸、饥饱等病因详细分析，尤其对眼与脾胃的关系多有阐发，使补土理论在眼科的应用达到了新的高度。

倪维德认为，脾胃为眼目之本，阴阳之会元。他提出："足阳明胃之脉，足太阴脾之脉，为戊己二土、生生之原也。"强调脾胃为脏腑之本，气血化生之源，脾胃功能正常，目得滋养，视物功能方得发挥。《原机启微·深疳为害之病》云："脾胃者，阴阳之会元也。"意即脾胃为阴阳交会之所，也为阴阳之元始。

在病机方面，倪维德认为，脾胃受损可导致升降失常、阴阳失调、气血亏虚而致目病，病因包括饮食内伤、劳役过度及精神刺激等。《原机启微》把眼病按病因病机分为 18 类，其中属气血病变的有七情五贼劳役饥饱之病、血为邪胜凝而不行之病、气为怒伤散而不聚之病、血气不分混而遂结之病、亡血过多之病五类，其他 13 类亦均与气血有关。如"足阳明胃之脉，足太阴脾之脉，为戊己二土、生生之原也。七情五贼，总伤二脉。饥饱伤胃，劳役伤脾，戊己既病，则生生自然之体，不能为生生自然之用，故致其病"。《原机启微·深疳为害之病》云："其病生翳、睑闭不能开，眵泪如糊、久而流脓，竟枯两目，何则？为阳气下走也、为阴气反上也。"脾胃运化失司，清阳不能发于上、浊阴不能注于下，甚或阳气陷下，浊阴反上，则可致上胞下垂、疮积上目，伤寒愈后目病等。《原机启微·阴弱不能配阳之病》云："阴微不立，阳盛即淫……此弱阴病也，其病初起时视觉微昏，常见空中有黑花，神水淡绿色，次则视歧、视一成二，神水淡白色。"阴阳协调是维持正常视功能的前提，如脾胃内伤，致阳虚不能抗阴，或阴弱不能配阳，阴阳失衡，则发生夜盲、视瞻昏渺、视一为二、圆翳内障等内障眼病[3]；《原机启微·七情五贼劳役饥饱之病》曰："饥饱伤胃、劳役伤脾、戊己既病，则生生自然之体，不能为生生自然之用，故致其病……其病红赤睛珠痛、痛如针刺，应太阳眼睫无力，常欲垂闭，不敢久视，久视则酸疼，生翳皆成陷下……"脾胃内伤，中焦运化失常，气血升化乏源，则可致气虚目病。

在治疗方面，《原机启微》用药注重升发阳气、顾护脾胃。倪维德的用药特点是药简量轻，常以分、钱计，代表方为益气聪明汤、还阴救苦汤。倪维德认为，脾喜燥恶湿，喜升散、恶抑郁，用药轻清，便于升散上行，升发阳气，且脾胃内伤本是目病之由，倘用药过量或不当，反更伤脾胃，加重病情。《原机启微·风热不制之病》曰："夫窍不利者，皆脾胃不足之证。"倪维德认为，在内外障眼病的治疗上，不论虚实，都应注意顾护脾胃、扶助正气。如芍药清肝汤，本"苦寒药也"，却"先以白术之温，甘草之甘平生胃气为君"，以防"苦寒伤胃"[4]。"……以上数方，皆群队升发阳气之药。其中有用黄连、黄芩之类者，去五贼也。鼻碧云散，亦可见用。最忌大黄、芒硝、牵牛、石膏、栀子之剂，犯所忌，则病愈厉"，论述七情五贼劳役饥饱等损伤脾胃，脾胃伤则不能正常输布津液气血以荣目，会导致各种眼病的发生。治宜用升发阳气之方，不宜过用寒凉泻下之药。

（二）《银海精微》的眼科补土思想

元末明初的《银海精微》托名于孙思邈所著，其方药的选择与配伍深受李杲思想的影响，重视脾胃的调治及气血的调补，反对滥用苦寒降泻药以防损伤脾胃。代表方如助阳和血汤、明目细辛汤、当归龙胆汤，体现了升发清阳、益气补中的思想。如助阳和血汤中用升麻、柴胡升发清阳，黄芪、炙甘草益气补中；明目细辛汤中用羌活、防风升发体内清阳；当归龙胆汤中用升麻、柴胡、羌活、防风升发清阳，用黄芪、甘草补中益气；拨云汤中亦用升麻、柴胡、羌活、防风升发清阳，黄芪、甘草补中益气；防风引子中用葛根升发清阳，人参、炙甘草补中益气[5]。

《银海精微》中比较重视调治脾胃及通调血脉。在药物的选择上，《银海精微》全书共有方剂 280 余首，所用药物达 180 余味，其中调治脾胃和通调血脉的药物使用频率均较高。如调理脾胃的药物有柴胡、细辛、羌活、防风、甘草、人参等；通调血脉的药物有当归、川芎、生地黄、熟地黄等。这些药物的使用频率均在 20 次以上，有的甚至更高，超过 120 余次，如止泪补肝散治疗肝虚迎风泪出不止。方中用当归、熟地黄、川芎养血活血，以通调血脉达到止泪的目的；用蒺藜、防风、木贼祛风止泪，同时防风亦可升发脾胃的清阳[5]。

（三）《审视瑶函》的眼科补土思想

明代傅仁宇所著《审视瑶函》的补土思想体现在内治八法中。对于内障眼病的治疗采用补益法和除湿法。补益法是指补养脏腑阴阳气血精津液的不足，以助目珠神光，主张从脾论治眼科虚损病证，在补益之中，常合以升提，代表方包括冲和养胃汤、益气聪明汤、神效黄芪汤、人参补胃汤、调中益气汤等；除湿法是治疗湿邪停聚于目窍所致眼科病证的治法，常配以疏风升散之药，如白芷、羌活、防风等，可燥湿胜湿，并多与清热并举以清热燥湿，如黄芩、黄连、黄柏、车前子等品；卷五"补中益气汤"药性分析总结出方中黄芪药物的应用意义，是"东垣以脾胃为肺之母，故耳"，启发的切入点"余以脾胃为众体之母，凡五脏六腑，百骸九窍，莫不受其气而赖之"，发挥了东垣补中益气汤方解中的脏腑学说之认识。

（四）《目经大成》的眼科补土思想

清代黄庭镜所撰《目经大成》则载有"血气体用说"，对气血相互之间、物质与功能之间的关系做了初步论述。"太极之道，动而生阳，静而生阴，使气血人体之两仪也。血为荣，气为卫，荣行脉中，卫行脉外，使气血阴阳之体用也"，"阳平阴秘，气行血随，百骸得其调而大治。反此则脏腑违和，能上空窍作病，是故血虽静，欲使其行，不行则凝，凝则经络不通。气虽动，欲使其聚，不聚则散，散则经络不收"，"足阳明胃之脉常多血多气，又曰常生气生血"，"于以知血气之体犹太极，气血之用犹阴阳"。《目经大成》中的补土思想主要体现在温补心法的应用上。黄庭镜反对滥用寒凉药，擅用温补之法，以脾肾命门说论治内障眼病。《目经大成·制药用药论》云："今之庸医，但见目病……非寒不止之说为据，讵知本科有许多阴惫阳衰、假寒假热，当用甘温滋养之属，曷可独言是火而概施寒剂也？"

（五）《银海指南》的眼科补土思想

清代顾锡所撰《银海指南》载有"气病论"、"血病论"、"郁病论"、"七情总论"、"杂病总论"等专论，论述气血与眼目的生理病理关系，强调"百病生于气"、"五行五志五脏六腑皆赖气以为用"、"血盛则形强"和"血宜温不宜寒，宜静而不宜动"的学术观点。主张治气病以调为主，治血病以行为主。顾锡详述了五脏六腑与眼目的生理病理关系，其中关于脾胃藏象在眼科运用的论述更是明确地与气血理论及东垣脾胃论相联系，"脾为诸阴之首，统摄一身之血。在气为中气，在脏为心子。目之上睥属脾，下睥属胃"，"胃为水谷之海，转输旋运，生化不穷，故治病先讲胃气。胃气一弱，饮食不纳，何以能胜药力乎？然胃病有虚有实，有热有寒，实宜硝黄之属，虚宜术草之属，寒宜香砂之类，热宜芩斛之类配合。脾经为后天生养之基，故东垣专主脾胃立论，非虚说也，其见症详载脾经，但须知阳土不耐温燥，方不误治"。

第二节　近代眼科补土思想

清末至新中国成立前，社会经济、文化濒临崩溃，中医眼科事业凋零，大部分眼科著作内容简单，无明显特色，或沿袭前人所著，较少有创见者，故眼科补土理论由兴盛走向衰落。新中国成立后，中医眼科补土流派才逐渐复兴。新中国成立前，中医眼科从基础到临床也取得了一定成果。随着西方医学诊疗技术的传入，特别是检眼镜等检测手段的引入，对提高治疗内障眼病的水平具有划时代意义。陈达夫创立的眼科六经辨证使眼病的综合辨证水平进一步提高，也使内障眼病的辨治更加精准。

一、补土思想在近代眼科学中的应用

近代对眼病的证治受到"补土学说"的传承及影响，众医家多有发挥，广泛应用于治疗内、外障疾病。《兰室秘藏·眼耳鼻门》说："五脏六腑之精气皆禀受于脾，上贯于目……脾虚则五脏之精气皆失所司，不能归明于目矣。"脾主运化，脾气盛则运化有力，目得精气濡养，开阖自如能耐久视；气机运行流畅，经络脉道疏通，水湿、痰饮、瘀血不易停留为患。眼科名家陆绵绵教授认为，饮食不节，思虑过度或病程日久，容易导致脾气虚弱、运化无力，水谷精微不能上输于目，可有眼胀不能久视、视力逐渐下降、上睑下垂抬举乏力、视网膜水肿、渗出等表现，全身伴见头昏眼花、面色少华、四肢无力、食欲不振、大便稀溏、舌淡等症，多见于慢性角结膜炎、视疲劳、慢性内眼病、夜盲症、上睑下垂等。脾主统血，脾既有统帅血液、循经运行的功能，又有化生水谷精微生成血液的功能。

脾气虚弱，气不摄血，则可导致眼部出血性疾病，如视网膜静脉阻塞、老年性黄斑变性、中心性渗出性视网膜脉络膜病变等。若过食肥甘厚味辛辣之品，脾胃湿热内蕴，上犯于目，可发生结膜炎、角膜炎、虹膜睫状体炎、脉络膜炎及视网膜炎等。眼部出现眼睑皮肤充血糜烂，脓肿此起彼伏，睑结膜滤泡增生，球结膜色泽污秽，眼屎黏稠，角膜溃疡，前房渗出有积脓，玻璃体混浊，视网膜水肿渗出等，全身可见头痛如裹，胸闷，食欲不振，口苦口臭，小便黄赤，舌红苔黄厚腻。脾胃湿热辨证应分清湿重还是热重，热偏重则口干，便干，舌红苔黄；湿偏重则胸闷，头痛如裹，食欲不振，大便溏，苔腻。

二、近代眼科医家的补土学术思想

（一）陈达夫教授学术思想

《中医眼科六经法要》为我国著名中医眼科医家陈达夫所著，陈老创新性地提出眼科六经辨证并将内眼结构对应于六经脏腑，既将散乱的眼病归于六经节制之下，对眼科的中医诊治起到提纲挈领的作用，也将眼科五轮八廓归于六经之内，以六经统帅经络与脏腑，将以整体为主的八纲辨证与以局部为主的五轮八廓辨证融会贯通，融局部与全身于一体，进一步完善了眼科的整体辨证思想；同时将眼底视网膜各部归于各经络脏腑，将现代眼科提供的更精准的眼的组织结构与中医眼科相对应，实现了现代中医眼科学的发展及中西医眼科的结合。陈老认为，举脏腑无以涵盖六经，而举经可包含脏腑，故使用六经辨证才能将眼病与经络、脏腑有机结合起来。陈老认为，脾藏意，意即生气，人的眼睛有了这种生气，所见事物才能生动形象地反映到大脑储存，使人产生回忆和思想。如果没有这种脾气，人眼所见即是呆板之物，且无以寄存。由此可见，脾的生理功能对眼的视觉功能和视路传导意义重大。陈老治疗眼睑疾病及泪器疾病多从脾辨证，常责之风、湿、热三邪，这与前人的脾胃证治思想所差不多，但在六经辨证指导下的思想使从脾胃论治眼病有了新的延展和扩充，总结如下。

1. 提出黄斑属脾

黄斑部是视网膜后极部上下血管弓之间的区域，因中央无血管的凹陷区富含叶黄素使其外观色略黄而得名。《素问·金匮真言论》有云，"中央黄色，入通于脾"，即脾属中央主黄色，应之黄斑位于视网膜后极部中央且色黄，故陈老指出黄斑属脾，治疗黄斑病变则多从脾经辨治。同时黄斑是视网膜的一部分，且主管中心视力，故辨证时需兼顾视网膜所属的足厥阴肝经。陈老依据此理论制定了治疗中心性视网膜炎的基础方（炒谷芽、炒麦芽、鸡内金、薏苡仁、楮实子、菟丝子、茺蔚子、木瓜、枸杞子、三七粉）以醒脾利湿，补肾滋肝。

2. 阳明目病、太阴目病

阳明经包括足阳明胃经和手阳明大肠经，太阴经包括足太阴脾经和手太阴肺经。脾、胃同居中焦，升降相因，相互为用，经脉相互络属，互为表里；肺居上焦主肃降，大肠居下焦主传导糟粕，经脉相互络属，互为表里。人体整个气机升降及消化功能，便有赖于胃的受纳、腐熟，脾的运化、转输，大肠的传导及肺气的肃降。可见阳明、太阴二经需相济为用，方能使机体传导有序，经气畅通，使精腾于目而能视。后世医家根据阳明、太阴二经生理及分布特点，总结两条经络的病理特点为"实则阳明，虚则太阴"[6]，即阳明胃腑疾病多属热燥实，太阴脾病多属虚寒湿。陈老的六经辨证是以六经传变过程为主线，从表里虚实论病位，审八廓以结合眼部病变及全身状况进行辨证施治。阳明经多气多血、喜润恶燥、以降为顺，足阳明胃经起于眼下，故阳明目病多为足阳明胃经目病。该经以里热实证为主，又因易从太阳、少阳二经传变而来，故亦常见表证。太阴二经从经脉循行路线来看与目无直接联系，但脾经与胃经相表里，而根据五轮辨证胞睑属脾，白睛属肺，故常合而引起目病。太阴病易因三阳病失治误治引起，其病性多为里虚寒证，并以脾虚寒证为主。

（二）陆南山教授学术思想

陆南山教授根据多年临床经验，提出眼病从"脾胃论治"、"健脾利湿"等独特见解，主张中西医结合，强调整体观念，师古而不泥古，善于化裁古方，扩大古方的应用范围。陆南山教授的补土思想源于李东垣《脾胃论》，他认为内眼病的致病因素多由五脏功能失调所致，其中以脾肾两脏最为重要。常用的理脾法有健脾益气法、健脾渗湿法、健脾化痰法、健脾生津法、健脾养血法、健脾养心法、健脾抑肝法、健脾补肾法、健脾散火法等，足见对脾胃致病的重视[7]。陆南山教授著有《眼科临证录》、《实用中医眼科学》。《眼科临证录》[8]分为医案及眼病相关杂论两部分。医案为陆老平素临证经验并附有说明，详细记录并传达了其关于眼病的诊治思想。书中辑录医案内容丰富，从外障眼病、内障眼病到眼眶病及外伤性眼病均有涉及。陆老从脾胃论治眼病擅长多种方法，均以健脾为本，针对不同原因引起的眼病，配合益气、渗湿、化痰、生津等不同治法，治疗以下几种眼病的脾胃证治思想值得学习。

1. 角膜病

角膜病属中医学黑睛疾病，黑睛属肝木，《医宗金鉴·删补名医方论》有云"肝为木气，全赖土以滋培，水以灌溉"[9]，可见木土相互依存，又木克土，常见肝病及脾，肝木乘脾（木郁乘土）及木郁土壅，故角膜病多与脾胃相关。陆老治疗角膜溃疡多从脾胃论治，如木郁土壅，加白术、茯苓以补中益气；如脾阳不升，阴火上乘，借以东垣补脾胃、升阳气、泻阴火之法；如阳明炽热，则选用《审视瑶函·黄膜上冲症》中通脾泻胃汤以通腑泻热。

2. 视神经疾病

视神经疾病多有炎性和萎缩性两种，二者均以视力下降为主要表现，视神经炎中医学称暴盲，多起病急，视力下降快；视神经萎缩中医学称青盲，常起病缓，视力下降慢。陆老认为，二者均可从"清阳不升"角度考虑，是以十二经脉之清阳之气，皆上行头面而走空窍，清阳不升则浊阴不降，邪气壅阻于目，则双目骤然视物不明，发为暴盲；清阳不升，营血不能上达于目，目失所养，则双目视力渐降。脾气主升清阳之气，故清阳不升，必先理脾胃，主升清阳，清阳浊阴升降有序，目得所养便能视。

3. 眼科血证

眼底血证在中医眼科学中归属为眼科血证，又称为"视瞻昏渺"、"云雾移睛"、"暴盲"病，属内障眼病范畴。眼底血证引发视网膜脉络膜出血，最终将引起玻璃体积血、牵引性视网膜脱离，以及新生血管性青光眼等致盲性并发症。陆老认为，眼底血证辨证需根据出血的多少、形状、色泽及时间的长短分阶段治疗，大量新鲜片状出血，当以止血为先；久病伴少量点状出血，当结合脏腑及全身辨证以治其本。黄斑部出血常伴水肿渗出，若病程后期以水肿渗出为主，当以健脾利湿施治。

（三）姚和清教授学术思想

姚和清教授重视脾胃对眼的作用，针对内障眼病与外障眼病，强调内外合治，认为眼内真气、真血皆由脾胃所化，调理脾胃是治疗眼病的重要方法，临床上多用健脾、运脾、温中、升阳、理气、清胃、和胃等法治疗眼病[10]。姚和清教授著有《眼科证治经验》、《眼底病的中医治疗》、《中医眼科全书》等。

（四）韦文贵教授学术思想

韦文贵教授对内、外障眼病的辨证重视调理脾胃。他认为，中气旺则气血充盛，升降有序，脏腑和谐，有利于眼病的恢复。临证中常强调："久病而常服中药，药之寒热温凉走窜滋腻之偏难免损及脾胃，故治慢性眼病不知顾及脾胃者，是治之失著。以治中土为主者，补脾健胃、益气升阳、温中健脾、利湿化痰、补脾摄血等酌情选用；属兼顾中土者，或将调中之品佐于组方之中，或另开丸药辅佐汤剂，或分阶段暂停他药专事调理脾胃一时，或病后收功专调脾胃以巩固疗效。"韦氏认为，健脾勿忘理气，养肝首当补肾，母实子壮，精血泉源不竭则目有所养[11]。

第三节 现代眼科补土思想

一、补土思想在现代眼科学中的应用

新中国成立以来，在近代医家理论的基础上，中医眼科补土流派逐渐复兴，并被现代诸多医家应用，在临床上取得了良好的临床效果。

胞睑疾病，病机首当责脾胃，治疗上先分标本虚实，实证应以祛邪为主，邪去正安，虚证应以健脾为主，扶正以祛邪。现代医家在补土理论的影响下，采用调理脾胃之法治疗胞睑疾病，在临床上多有良效。如周军[12]应用健脾之品治疗针眼，治愈率达86%以上。官兴龙[13]以清热解毒散结为法，应用自拟蒲公英加味汤治疗眼丹58例，脾气虚者加黄芪，总有效率达96.5%。韩雪[14]应用自拟霰失汤治疗睑板腺囊肿，因胞生痰核多因脾胃蕴热，故选方侧重清肝胃之火、软坚散结、活血化瘀、利湿和胃、导热下行，达到治疗目的，其有效率达87%，复发率为15.1%。周筱荣等[15]从脾胃论治睑缘炎患者36例，总有效率达91.67%。李晓华[16]应用归脾汤加减合针刺治疗眼睑痉挛取得显著的疗效。周潇[17]从脾论治风赤疮痍，其86例患者全部治愈。

泪器疾病诸如漏睛、漏睛疮等，多因脾胃蕴热或脾虚邪热留恋，故多从脾胃论治，兰素华[18]将急性泪囊炎分为风热上攻、热毒炽盛和正虚邪留三型，分型论治，治愈率达80%。而泪液量、质或动力学发生异常，常表现为干眼。黄丹[19]总结卢丙辰教授在眼科应用益气聪明汤的经验治疗脾气虚弱之干眼，张凤梅等[20]经过临床观察，发现益气聪明汤治疗脾胃气虚型干眼疗效优于对照组。

补土派医家李杲认为，黑睛疾病之"宿翳"（也称"旧翳"）久陷不起、修复困难，属清阳不升，正虚邪恋，创有益气升阳治疗黑睛生翳之法。其他黑睛疾病（诸如角膜营养不良、角膜炎）的治疗，现代医者多受李杲补土理论之益气升阳法之启发，并将之应用于临床，如李凤荣[21]总结庄曾渊运用东垣脾胃学说治疗眼病的经验，用益气升阳、退翳明目法，以助阳和血汤治疗角膜营养不良；亢泽峰[22]应用益气升阳举陷法采取益气解毒方联合阿昔洛韦滴眼液治疗复发性单纯疱疹性角膜炎60例，结果治疗组病程和疗效均优于对照组，而且治疗组的复发率也较对照组明显降低。

黄斑病变其病因病机多以脾虚为本，以痰瘀为标，治疗上多从脾胃气血论治。根据患者的眼底表现、全身证候及分期特点，灵活运用补土思想，采用健脾益气等治本之法，以及利水渗湿、化痰散结、活血祛瘀等治标之法。国医大师唐由之教授根据《内经》、《脾胃论》中的脾胃气血理论，结合多年的眼科临证经验，提出"黄斑病从气血论治"的理论。《内经》云，"气脱者，目不明"，"血气不和，

百病乃变化而生"。唐教授提出治疗眼底疑难杂症时要注意调理脾胃，并以气血理论为依据，辨证与辨病相结合，可采用从气论治、从血论治、气血双治、痰瘀同治等治疗方法[23]，并多有验案。赵宏范[24]应用益气聪明汤加茺蔚子及菟丝子治疗复发性中心性浆液性脉络膜视网膜病变 58 例，总有效率达 77.59%。

目系疾病属于内障眼病，病因病机较为复杂，且病程较长，临床上表现为虚实夹杂、本虚标实，其病因病机与脾密切相关。在治疗目系疾病中，常以健脾升阳为本，辅之疏肝、滋肾、活血。根据患者病情、体质偏倚，灵活应用补土理论。韩贯宇研究发现，在治疗目系疾病中补益药位居首位[25]。姜道平应用通窍活血汤治疗急性缺血性视神经病变，亦获奇效[26]。

现代医家认为，中医弱视多由脾气虚，气血生化匮乏，不能升运精微物质于目所致[27]，周至安[28]应用疏肝益精健脾为主中药治疗屈光不正性弱视 57 例，有效率达 88.46%。杨晓桦[29]以健脾益气、养血活血为治则，选用党参、白术、茯苓、当归、丹参、川芎、陈皮、熟地黄、炙甘草为基本方，治疗儿童弱视 31 例 52 眼，总有效率为 96%。

二、现代眼科名家的补土学术思想

在各种眼科疾病的治疗上，补土理论在今时今日依然发挥着它强有力的指导作用且意义深远。除上述各医家重视调理脾胃治疗多种眼科疾病之外，更有代表者诸如国医大师唐由之教授、眼科名家高健生教授、庄曾渊教授及岭南眼科名家张梅芳教授的眼科补土理论的传承与发展。现代眼科补土理论，仍需要我们更进一步应用、传承与发展，在前人的基础上，于今时今日的起点，走向更加蓬勃向前、宽广明朗的发展之路。

（一）唐由之教授学术思想

国医大师唐由之教授，从中医眼科古籍中，以及根据其多年中医眼科的临床实践体会，创造性地提出了中医眼科的"气血理论"。《素问·五脏生成》说，"诸脉者，皆属于目"；《审视瑶函·开导之后宜补论》说，"夫目之有血，为养目之源，充和则有生发长养之功，而目不病，少有亏滞，目病生矣"。眼之所以能够明视万物，辨别颜色，全赖气血的滋养。《素问·阴阳应象大论》说，"清阳出上窍，浊阴出下窍"，气血运行正常，眼睛才能保持正常的生理功能。唐教授认为，中医"升降理论"也同样可以揭示眼部的气血运行规律，可以运用于中医眼科临床诊治的过程之中。

气血是人体维持生命活动所必需的营养物质和动力，它们的不足和运行输布的失常是人体患病的基本病机的重要组成部分。唐由之教授重视气血辨证，他认为，气血理论与眼底病变密切相关，并提出气血理论在眼科临床的应用，认为气血失调是贯穿眼底病整个病程的基本矛盾。《素问·举痛论》说："百病生于气也。"

《素问·调经论》中云："血气不和，百病乃变化而生。"目之所以能够视万物，全赖于气血调和。在治疗及遣方用药上，黄芪的使用，是唐教授治疗眼底病的特色之一，对于先天性疾病、萎缩性疾病、退行性疾病（如视网膜色素变性、视神经萎缩、缺血性视神经病变等）常选用炙黄芪以增补益之力；对于外障疾病或内障眼病实证者常用生黄芪，取其药性平和，载药上行之效；若虚实间杂亦可生、炙黄芪并用以增强疗效[30]。

（二）高健生教授学术思想

中医眼科名家高健生教授将东垣"益气升阳"学说与张锡纯"升陷汤"的理论相结合，提出了"益气升阳举陷"法，治疗中焦气虚下陷、脾阳不升的眼病，临床效果较好[31]。其特点为：一是扩展益气升阳中的"益气"为补脾阳、温肾阳。常选用川乌、草乌、附子、淫羊藿等，尤其是川椒的应用，集温阳、通阳、引阳于一身。二是重视升阳药、引经药的应用，不局限于升麻、柴胡，包括一些祛风药在内，如蔓荆子、防风、白芷、羌活等，也作为引经药使用。三是运用益精生阴法治疗眼科疾病时也加入一些益气升阳药，《脾胃论·羌活胜湿汤》曰："肾肝之病同一治，为俱在下焦，非风药行经则不可。"

高健生教授在治疗眼病时，善用益气、温阳或升举阳气的药物。如病毒性角膜炎属于"本虚标实"之证，其治疗常以扶正为主，对于久治不愈者，采用益气固表之法治疗；对于重症肌无力眼肌型多从脾肾论治，在益气聪明汤或补中益气汤中加用鹿角霜、淫羊藿、附子、川草乌等温补肾阳之药；对梅格斯综合征，高教授认为，该病常由精神过度劳累紧张耗伤脾胃所致，从脾胃论治，采用益气升阳举陷法，同时，常在方中加入温肾通络药物，如川乌、草乌、淫羊藿、蜈蚣、全蝎等；对于前部缺血性视神经病变，辨证以气虚为主，治疗强调益气为重，同时养血通络，常用方剂有补阳还五汤、血府逐瘀汤、参芪四物汤等，在此基础上加用虫类药物息风通络。

（三）庄曾渊教授学术思想

中医眼科名家庄曾渊教授多年学习、研究《东垣医集》，其理法方药自成一体。《兰室秘藏》中提出，"夫十二经脉，三百六十五络，其血气皆上走于面而走空窍，其清阳气上散于目而为精"，"因心事烦冗，饮食失节，劳役过度致脾胃虚弱，心火大盛则百脉沸腾，血脉逆行，邪害空窍"；《兰室秘藏·眼耳鼻门》提出，"脾虚则五脏之精气皆失所司，不能归明于目矣"，以致视物昏蒙。庄曾渊教授治疗目病，基于脾胃气虚是百病之源的观点，将调治脾胃的思想贯穿于治疗的始终。根据临床病机的不同，配合"风升生"之品升阳发散，"甘寒"之品养阴泻热，"苦寒"之品清热泻火。常用人参、黄芪、炙甘草等甘温之味培补元气，治疗脾胃气虚、神疲乏力、肢体酸软、懒言少气、自汗畏风等症；用升麻、柴胡、羌活、防风等升清举陷之品，配合甘温益气之参芪升举阳气，调畅气机，使补气之功更好。风药升、散、通，尚可胜湿，使湿蕴于下而引起的郁热向上透达，起到散火消滞的作用。生地黄、知母有甘寒养阴泻热之功，元气亏虚、阴火内盛，耗气伤津血亏，甘寒诸药与补气药配伍，益阴而泻火，且无伤脾胃之虑[32]。

庄曾渊教授重视调治脾胃及安养心神。他认为，七情不安，心生凝滞，阴火炽盛，损伤元气，而神明安定，则精气自固。火不妄炎，五脏皆安，则精华上发而目明。庄教授临证善于治疗元气亏虚、阴火内盛伴心神不安之内障眼病，常用朱砂安神丸，临床处方不用朱砂，以石决明、珍珠母、龙骨、牡蛎等重镇安神，酸枣仁、柏子仁、远志、合欢皮等养心安神[33]。

（四）张梅芳教授学术思想

中医眼科名家张梅芳教授擅长治疗眼科血证，特别是眼底血证，在治疗过程中强调注重调脾法的运用，体现了补土思想。张老认为，眼底血证大多疗程冗长，止血、祛瘀等法久用之后，往往损及脾胃，故必须强调顾护脾胃，畅通脾之气机，健脾存津、匡扶正气，促进眼科血证痊愈[34]。

张老临床上针对不同病机灵活使用各种调脾法治疗眼底血证，具体包括健脾益气、补脾止血、补脾化痰、温补脾阳四法[35]。一是健脾益气：眼底血证大多病程较长，易耗气伤津，久而久之致脾虚气弱，治以健脾益气法恢复亏损之气。代表方为四君子汤，常用党参、白术、茯苓等，取其健脾益气之功效。二是补脾止血：脾虚失去统摄的功能，则血不循经，出现各种出血症，如眼底出血、肌衄、紫斑等。通过补脾，使脾气充盛，血有所统，循行于经脉而不外溢。《难经·四十二难》曰："脾裹血，温五脏。"表明脾有统摄血液，使其循行于经脉的功能。故脾虚则易致血不归经而出现眼底出血等症，治疗当以补脾摄血为佳。代表方为归脾汤，常用黄芪、五指毛桃等，取其补气固摄之功效。三是补脾化痰：眼底血证中伴有渗出物、机化物、前膜形成或瘢痕组织等，大多由痰邪导致。痰与瘀，实为同源而异物，故通过补脾法治之，则痰水自消、瘀结自除。代表方为温胆汤，常用陈皮、法半夏、竹茹等，取其补脾化痰之功效。四是温补脾阳：目为清阳之窍，位于人体上部，脉道细微，唯清阳之气易达之。《素问·阴阳应象大论》云："清阳出上窍。"《脾胃论·五脏之气交变论》曰："耳、目、口、鼻为清气所奉于天。"说明脾气上升，清阳之气方可运于目，目得清阳之气温煦才能通窍明目。脾之阳，后天所生者也，脾中之阳喜升浮，虚则反陷于下，遏抑不伸，治疗当温补脾阳。代表方为理中汤，常用干姜、熟附子、淫羊藿等，取其温补脾阳之功效。

参 考 文 献

[1] 缪馨，周华祥，朱劲，等.《内经》对眼与整体关系的论述浅识[J]. 江西中医学院学报，2008，20（1）：28

[2] 贾文成. 脾胃论白话解[M]. 西安：三秦出版社，2000：78

[3] 秦裕辉.《原机启微》脾胃观初探[J]. 贵阳中医学院学报，1990，1：14-15

[4] 祁宝玉. 试论《原机启微》的学术思想渊源及影响[J]. 中国中医眼科杂志，1992，3：32

[5] 范玉兰，和中浚.《银海精微》与东垣学说的关系[J]. 浙江中医杂志，2006，41（3）：132-133

[6] 陈达夫. 中医眼科临床经验[M]. 北京：中国中医药出版社，2016

[7] 陈学工. 陆南山学术思想简介[J]. 中国医药学报，1990，5（2）：50-52

[8] 陆南山. 眼科临证录[M]. 北京：中国医药科技出版社，2014

[9] 吴谦. 医宗金鉴[M]. 北京：中国医药科技出版社，2011：384

[10] 姚芳蔚. 眼科名家姚和清学术经验集[M]. 上海：上海中医药大学出版社，1998

[11] 周剑. 读《中医临床家韦文贵韦玉英》心得[J]. 北京中医药大学学报，2003，10（3）：35

[12] 周军，吴启功. 中药治疗针眼 80 例临床观察[J]. 中国社区医师，2011（8）：126

[13] 官兴龙. 自拟蒲公英加味汤治疗眼丹 58 例疗效观察[J]. 云南中医中药杂志，2009（10）：80

[14] 韩雪，王艳玲，杨春香. 自拟霰失汤治疗霰粒肿的临床观察[J]. 中国卫生标准管理，2016（19）：121-122

[15] 周筱荣，李洁，万明宝. 辨证治疗睑缘炎 36 例[J]. 中医临床研究，2013，5（17）：66-67

[16] 李晓华，李锦，王勤，等. 归脾汤加减合针刺治疗眼睑瘛瘲 40 例[J]. 中国中医药科技，2013，20（5）：538-539

[17] 周潇. 中药辨证分型治疗眼睑带状疱疹[J]. 光明中医，2010，25（9）：1617-1618

[18] 兰素华. 中西医结合治疗急性泪囊炎[J]. 中西医结合眼科杂志，1998（3）：153-154

[19] 黄丹，卢丙辰. 益气聪明汤在眼科的应用[J]. 生物技术世界，2015（11）：190-193

[20] 张风梅，孙明星，刘莉. 益气聪明汤治疗脾胃气虚型干眼临床观察[J]. 中国中医眼科杂志，2014（5）：339-341

[21] 李凤荣，庄曾渊. 运用东垣脾胃学说治疗眼科疾病经验[J]. 中国中医眼科杂志，2014，24（8）：282-284

[22] 亢泽峰，高健生，巢国俊，等. 益气解毒方治疗复发性单纯疱疹病毒性角膜炎的临床观察[J]. 北京中医药大学学报，2004，27（1）：74-76

[23] 欧扬，周至安. 唐由之教授从气血辨治眼底疑难病的经验[J]. 中国中医眼科杂志，2005，15（4）：187

[24] 赵宏范. 益气聪明汤加减治疗复发性中心性浆液性脉络膜视网膜病变 58 例[J]. 河南中医，2007，27（8）：38

[25] 韩贯宇. 目系病中医证治规律研究[D]. 济南：山东中医药大学，2006

[26] 姜道平. 通窍活血汤治疗急性缺血性视神经病变[J]. 中医临床选萃，2006，12：44

[27] 王静波. 中药治疗弱视的疗效分析[J]. 中国中医眼科杂志，1994，4（4）：203

[28] 周至安，邱波，骆梅娟. 疏肝益精健脾为主中药治疗屈光不正性弱视的临床研究[J]. 广州中医药大学学报，2008（2）：109-110

[29] 杨晓桦. 儿童弱视的综合疗效观察[J]. 中国中医眼科杂志，2001，11（3）：168

[30] 詹文捷，周尚昆，于静. 唐由之研究员治疗眼底疾病用药特点的经验点滴[J]. 中国中医眼科杂志，2014，24（1）：29-31

[31] 杨薇. 高健生学术思想及益气升阳举陷法治疗眼科疾病临床经验整理研究[D]. 北京：中国中医科学院，2012

[32] 李凤荣，庄曾渊. 庄曾渊运用东垣脾胃学说治疗眼科疾病经验[J]. 中国中医眼科杂志，2014，24（4）：282-284

[33] 张励. 庄曾渊研究员谨守病机论治内外障眼病的思路和经验研究[D]. 北京：中国中医科学院，2012

[34] 陈兹满. 张梅芳教授眼科血证治疗经验介绍[J]. 新中医，2014（4）：29-30

[35] 陈兹满，张超然，庞龙，等. 张梅芳从调脾治疗眼底血证经验[J]. 中国中医眼科杂志，2016，26（3）：189-192

第二章 补土理论与眼科理论

第一节 补土理论与眼科生理

眼为五官之一，主司视觉。眼虽属局部器官，但与全身脏腑经络有着密切的联系。《灵枢·大惑论》说："五脏六腑之精气，皆上注于目而为之精。精之窠为眼，骨之精为瞳子，筋之精为黑眼，血之精为络，其窠气之精为白眼，肌肉之精为约束，裹撷筋骨血气之精而与脉并为系。上属于脑，后出于项中。"由此可见，眼的发育构成有赖于五脏六腑精气的滋养，五脏六腑精气是眼明视万物、辨别颜色的物质基础。而补土理论亦认为，人体九窍的生理均与脾胃功能有重要的内在联系，眼为其中两窍[1]，同样与脾胃紧密相关，脾胃功能正常是眼目发挥正常生理功能的基础。脾胃与眼的生理关系如下。

一、脾输精气，上贯清窍

《素问》说："饮入于胃，游溢精气，上输于脾。脾气散精，上归于肺。"脾胃分工合作，密切配合，不断产生维持生命的精气，为"后天之本"，气血生化之源。《素问·玉机真脏论》在论及脾之虚实时说："其不及，则令人九窍不通。"其中即有脾虚而发生眼病之意。《兰室秘藏·眼耳鼻门》则进一步指出："夫五脏六腑之精气皆禀受于脾，上贯于目……故脾虚则五脏之精气皆失所司，不能归明于目矣。"这就突出了目窍受脾之精气供养的重要性，脾胃调和，胃纳脾输，则目得其养，目视精明。

二、脾升清阳，通达目窍

《素问·阴阳应象大论》说"清阳出上窍"，脾主升清，能把精微物质升运于目，目得清阳之气的温养则视物清明。《兰室秘藏》中指出，"夫十二经脉，三百六十五络，其血气皆上于面而走空窍，其清阳气上散于目而为精……"；《脾胃论·五脏之气交变论》中提到"耳、目、口、鼻为清气所奉于天"；《脾胃论·阴阳升降论》中亦提到"清阳出上窍（耳、目、鼻、口之七窍是也）……浊阴出下窍（前阴膀胱之窍也）"；《脾胃论·脾胃虚则九窍不通论》中又提到"脾胃既为阴火所乘，谷气闭塞而下流，即清气不升，九窍为之不利"。上述均说明人体清阳之气升腾上达目窍是眼目发挥视物辨色功能的重要基础，清阳得升则目受润养。脾胃为气血化生之本源，气血之衰旺，全赖脾胃之强弱。若脾胃一病，元气即衰，五脏六腑皆失所养，而百病丛生。脾胃调和"则有所受而生荣，周身四脏皆旺，十二神守职，皮毛固密，筋骨柔和，九窍通利，外邪不能侮也"（《脾胃论·胃虚脏腑经络皆无所受气而俱病论》）。

三、脾气统血，血养目珠

《兰室秘藏》说："脾者，诸阴之首也；目者，血脉之宗也。"脉为血之府，诸脉皆属于目，目得血而能视，而血之所以循行于脉中不外溢，有赖于脾气的统摄。

四、脾主肌肉，目能开阖轮转

《脾胃论》中明确指出："胃虚则五脏、六腑、十二经、十五络、四肢皆不得营运之气，而百病生焉。"《素问·太阴阳明论》云："四肢皆禀气于胃而不得至经，必因于脾，乃得禀也。"脾胃可输送精微到十二经脉、十五络及四肢肌肉，具有生长肌肉的作用，所以"脾主肌肉四肢"。《素问·痿论》曰："阳明者，五脏六腑之海，主润宗筋，宗筋主束骨而利机关也。"指出脾胃有约束关节，滋养宗筋的作用。对于眼目而言，脾运化水谷之精以生养肌肉，胞睑肌肉及眼带受脾之精气荣养，则开阖有力，轮转自如。

五、胃气充和，目窍通利

《灵枢·营卫生会》说："人受气于谷，谷入于胃，以传于肺，五脏六腑皆以受气……。"可见胃为"水谷之海"，胃受纳食物，加以"腐熟"，其营养精微物质经过脾的运化转输而供养全身。脾胃脏腑相合，互为表里，合称为"后天之本"。《素问·玉机真脏论》曰："五脏者，皆禀气于胃，胃者，五脏之本也。"《素问·五脏别论》曰："五脏六腑之气味，皆出于胃。"《脾胃论·脾胃虚实传变论》中说："九窍者，五脏主之。五脏皆得胃气，乃能通利。"并引用"通评虚实论"中所云："头痛耳鸣，九窍不利，肠胃之所生也。胃气一虚，耳目口鼻，俱为之病。"由此可见，胃气于眼之重要。此外《素问·阴阳应象大论》中说"浊阴出下窍"，脾胃为气机升降出入之枢机，脾主升清，胃主降浊。脾胃升降正常，出入有序，则浊阴从下窍而出，不致上犯清窍。

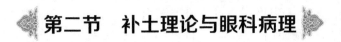

第二节　补土理论与眼科病理

眼与脾胃的关系十分密切，在临床上有着重要的价值，《脾胃论》及先贤均有论述眼与脾胃的关系，提出了"诸脉皆属于目论"、"脾胃虚弱则九窍不通"的学术观点，指出"内伤脾胃，百病由生"。眼病的发生主要与脾胃气机升降异常有关。脾胃的正常生理功能有赖于脾胃气机调畅，若脾胃升降功能失调，清阳不升，则目失濡养，浊阴不降，则脉道不利。此外，脾胃虚弱、脾胃阴虚、脾胃湿热、脾胃积热均能导致眼病的发生。

一、脾胃学说在眼科病理中的应用

脾胃气机升降理论是脾胃学说的理论核心。人体是一个完整的统一体，眼病的发生，与脾胃气机升降失调有密切的关系。《太平圣惠方·眼内障论》提到，"眼通五脏，气贯五轮"，说明五脏之气皆灌注于目。脾胃为气机升降枢纽，对机体的整个气机运动起着至关重要的作用。故脾升为健，胃降为和，脾胃气机升降有序，则九窍通利。眼位居上，其正常的生理功能有赖于气机的升降有序。若脾胃升降功能失调，脾气无以升，则目失于气血精微物质上腾的濡养而为病；胃气无以降，则浊阴停于目阻滞脉道通利而为病[2]。气机升降是维持眼正常生理功能的重要因素，脾升则健，胃降则和，脾气不升则诸阳不升而清气下泄，胃气不降则浊阴不降而浊气上逆[3]。外感六淫、内伤七情、饮食劳倦、痰饮等均可导致气机升降失常，出现多种眼病。脾胃气虚、脾胃气陷、脾胃气滞、脾胃气逆均可归属于脾胃气机升降失调。脾胃升降失常主要表现为升之不及或下泄，降之不及或上逆，同时二者互相影响。

脾胃为后天之本，主运化水谷精微，营血精气皆赖此化生，故为生化之源。若脾运健旺，目得所养，则目光有神。如脾虚不运，目失所养而视物昏暗。眼之上睑属脾，下睑属胃，眼的约束、眼带等均由脾之精气升腾结聚而成，脾胃具有升清降浊之功，升降得利，九窍通利。若升降失调，浊气上犯，易患眼疾。

脾胃为仓廪之官，饮食有节，五味适和，则胃纳脾输。如饮食不节，过食辛辣肥甘酒醴，则湿热内蕴。若复感外邪，内热与邪毒交争，脾胃内蕴热毒，外感风热，上搏于眼睑，则导致睑腺炎、睑板腺囊肿、睑缘炎等眼疾。湿热之邪犯肝可见虹膜睫状体炎、青光眼等。如饮食偏嗜，或饮食不节，损伤脾胃，可致脾虚肝热，发生角膜软化症。且脾主肌肉，若脾失健运，中气不足，可致上胞下垂、麻痹性斜视。

临床实践证明，内外眼病均与脾胃息息相关，如胞睑浮肿，皮色光亮，不红不痛，或红肿热痛，痒痛湿烂，或兼红赤硬结者，或皮下生硬结，触之不痛，推之移动，肤色如常，睑弦赤烂，痒疼痛重，多为脾胃热邪，湿盛夹风，或夹痰郁，或夹血瘀。若痒重而结痂者，为血燥风盛。若赤烂腥秽者，为热毒交炽。

上睑下垂，无力上举，为脾虚气陷。瞬目频频，或胞轮振跳，阵阵发作，为脾虚有风。胞睑色泽浅淡，为脾虚血少。内眼病常因饮食失宜，损伤脾胃，以致脏腑失调，湿热内蕴。或脾胃虚弱，运化失常，或思虑过度，失眠少卧，统摄失职，目失濡养，发生玻璃体混浊、视网膜血管阻塞、视神经萎缩等。脾虚不能统血，血溢脉外，引起眼底出血。脾不运化水湿，发生视网膜及黄斑区水肿、渗出等。由此可见，眼与脾胃关系密切，治疗眼病，尤应注意调理脾胃，正如《东垣十书》所云："凡医者不理脾胃及养血安神……治标不治本，是不明正理也。"

二、眼与脾胃失常的病理关系

（一）脾胃气机升降失常

1. 升之不及或下泄

脾气不足，升运乏力，精气失司，不仅影响精微物质的摄取，也影响其输布上运，脏腑精气难以上荣于目，目失充养而为病。《兰室秘藏·眼耳鼻门》云："夫五脏六腑之精气皆禀受于脾，上贯于目。脾者诸阴之首也，目者血脉之宗也，故脾虚则五脏之精气皆失所司，不能归明于目矣。"目失充养，可出现视力下降，不能久视，视物昏花，复视，或两目干涩，眼睑抬举无力，胞轮振跳，或瞳孔散大不收。

诸阳不升则导致清窍蒙闭，李杲说："胃气既伤则下泄……有形之土下填九窍之源，使之不能上道于天……清气不升，九窍为之不利。"脾气不足则清阳不升，同时伴有浊阴不降，清浊相干，清窍被蒙，常出现视物昏蒙，目珠隐痛，青盲，圆翳内障，或疳积上目等。如老年性白内障、原发性开角型青光眼、视神经萎缩等。

2. 降之不及或上逆

胃阴亏损或邪热蕴结，常致胃降不及。腑气下降失常，则胆火不得泻。火热炎上，火易伤津，目之精津乃受其害，从而出现视物不清、干涩眵结，或黄液上冲，热甚则肿，或出现胞睑红肿目赤，羞明流泪。

胃以和降为顺，浊阴不降，痰饮内停。胃气上逆，则痰饮、湿浊、寒热皆可随之上犯清窍，表现出目眩、视物昏花，或引起玄府闭塞，而出现目珠胀痛，坚硬如石，或瞳孔散大不收，或组织营养障碍而失明等。如玻璃体混浊，中心性渗出性脉络膜视网膜炎、葡萄膜炎等。

（二）脾胃虚弱

脾胃虚弱，运化无能，气血生化乏源，不能上荣于目，症见眼睑开阖无力，常欲垂闭，久视昏花，易疲劳，视力渐降。全身伴见神疲、纳呆、面色无华、舌淡、苔白、脉细弱等。如视疲劳、重症肌无力、上睑下垂、白内障、视神经萎缩、老年性黄斑变性等。

脾阳不足，运化失职，水湿内停，上扰清窍，症见眼睑浮肿，视网膜水肿，黄斑水肿，眼球周围组织水肿引起眼球突出、复视、眼压升高。全身伴见头身困重，胸闷，口不渴，舌淡或有齿印，苔白腻，脉濡细。如眼睑非炎症性水肿、中心性浆液性脉络膜视网膜病变、慢性开角型青光眼等。

脾胃虚弱，肝热上攻，多由饮食不节或营养失调、脾胃损伤所致，症见眼部干涩，眨眼畏光，夜盲，角膜干燥混浊。全身伴见纳呆烦躁，夜眠不安。如小儿疳积上目、营养障碍性眼病等。

脾虚不能统血，血溢脉外，可见眼底出血。全身伴见口淡，食少，健忘，舌淡，脉细弱。如高度近视性黄斑出血、视网膜静脉周围炎等。

脾气虚弱，正气不固，复感外邪，或正虚邪留，可见眼病迁延不愈，黑睛溃疡久不修复，或反复发作。全身伴见体弱纳呆，舌淡，脉细。如病毒性角膜炎、复发性睑腺炎等[4]。

（三）脾阴不足

脾阴不足，虚火上炎，灼伤津液，或津液不足，目失充养，症见眼部干涩，畏光，视物昏蒙。全身伴见口干唇燥，喜饮，大便干结，舌红干，脉细数。如慢性结膜炎、浅层角膜炎、干燥性角膜结膜炎等。

（四）脾胃湿热

脾胃湿热蕴积，复感外邪，上犯于目，症见眼睑红肿，赤烂痛痒，眵泪胶黏，滤泡增生，角膜混浊或溃疡迁延难愈。全身伴见头身困重，口干不欲饮，舌红，苔黄腻，脉缓。如睑缘炎、眼睑带状疱疹、过敏性结膜炎、病毒性角膜炎等。

（五）脾胃积热

过食辛辣之品，致脾胃积热，眼部表现为邪盛正实的症状。全身伴见口干喜饮，大便秘结，舌红，苔黄，脉弦或脉数。如睑腺炎、眼睑蜂窝织炎、角膜溃疡、前房积脓性葡萄膜炎等。

第三节　补土理论与眼科五轮学说

眼科五轮学说起源于《内经》，《灵枢·大惑论》曰："五脏六腑之精气，皆上注于目而为之精。精之窠为眼，骨之精为瞳子，筋之精为黑眼，血之精为络，其窠气之精为白眼，肌肉之精为约束，裹撷筋骨血气之精而与脉并为系。上属于脑，后出于项中。"该理论为五轮学说的形成奠定了基础。而其最早的记载则出现于《太平圣惠方·眼论》，其曰："肝脏病者，应于风轮，心脏病者，应于血轮，脾脏病者，应于肉轮，肺脏病者，应于气轮，肾脏病者，应于水轮。"五轮学说根据眼与脏腑密切相关的理论，将眼局部由外至内分为眼睑、两眦、白睛、黑睛和瞳神五个部分，分属五脏。杨士瀛《仁斋直指方论·眼目方论》曰："眼属五脏，首尾赤皆属心，满眼白睛属肺，其上下肉胞属脾，两中间黑瞳一点如漆者，肾实主之。"此说亦得到了后世医家的认同。故肉轮为胞睑，包括眼睑皮肤、皮下组织、肌肉、睑板和睑结膜，司眼开阖，保护目珠，在脏属脾；血轮为两眦、泪窍，包括内、外眦部的皮肤、结膜、血管及内眦的泪阜、半月皱襞和上下泪点、泪器，司眼泪外流，在脏属心；气轮为白睛，包括球结膜、球筋膜和前部巩膜，保护目珠内部组织，在脏属肺；风轮为黑睛，即角膜，屈光及保护眼内组织，在脏属肝；水轮为瞳神，狭义指瞳子，广义包括黄仁、神水、晶珠、神膏、视衣、目系等，是产生视觉功能的重要部分，在脏属肾。近现代随着眼科检查技术的进步，眼科五轮学说内容又有了新的发展，现代眼科医家提出色素膜属肾，为水轮；脉络膜属心，为血轮；玻璃体属肺，为气轮；视神经、视网膜、虹膜、睫状体、睫状突等属肝，为风轮；黄斑属脾，为肉轮。

补土理论之雏形亦起源于《内经》，《素问·太阴阳明论》曰："脾者土也，治中央，常以四时长四脏，各十八日寄治，不得独主于时也。脾脏者，常著胃土之精也，土者生万物而法天地。"土治中央，为五脏之中轴，其独特的生理位置决定了它重要的生理功能。而张仲景的《伤寒论》亦完善了这一思想，如桂枝汤、小柴胡汤、泻心汤类方中姜、枣、草的运用，五苓散证中的"令胃气和则愈"，"四季脾旺不受邪"皆体现着"保胃气"、顾护中土的重要性。补土理论随着补土派的金元医家李杲所提出的"内伤脾胃，百病由生"而达到顶峰，及至明清时期，叶天士对于胃阴的论述进一步完善了补土理论。土为中宫，土化四象，正如《素问·玉机真脏论》言："脾脉者，土也，孤脏以灌四傍者也。"五脏中脾与其他四脏息息相关，国医大师路志正根据这一思想提出了"持中央、运四旁、怡情志、调升降、顾润燥、纳化常"的调理脾胃学术理论[5]。补土理论与五脏密切相关，眼科五轮学说亦与五脏密切联系，如张梅芳教授提出"轮标脏本"、"轮脏相应"的原则，二者皆在眼科疾病的辨证与治疗中发挥着重要的作用。张教授认为五轮属标，五脏属本，轮脏相应；轮之有病，多由脏腑功能失调所致，这是一般的规律。同时眼病可以影响全身，全身的疾病也可以影响到眼。只有认清眼病与脏腑之间的关系，才能准确判断病因病机，从而分析眼病的本质。五轮和所属脏腑分别相应，故当某脏腑发生病变时，每可在相应的轮位上出现证候。基于这一原理，故观察眼部的各种证候，可以推断脏腑内蕴病变，用于指导临床辨证用药。正如《审视瑶函·五轮不可忽论》所说："轮为眼位，内联五脏，禀于五行，脏为轮之外根源，轮为脏之外候。查轮之证，方知脏腑之病。"如五轮中的肉轮系指上下眼睑，在脏属脾，脾主肌肉，故称肉轮。脾与胃相表里，故肉轮病变多与脾胃关系密切。张教授在诊治胞睑疾病时主张从脾论治。

人是一个有机的整体，中医的哲学理论基础之一的五行学说，作为一种思维方法，应用于中医学，用以阐释人体局部与局部、局部与整体、体表与内脏的有机联系及人体与外界环境的统一，其贯穿于中医学理论的各个方面，用以说明人体的生理病理，并指导疾病的诊断和治疗。五行学说认为，宇宙间的一切事物都是由木、火、土、金、水五种基本物质所构成，自然界各种事物和现象的发展变化，都是这五种物质不断运动和相互作用的结果。五行学说亦与眼科五轮学说密切相关，五轮学说在其基础上发展延伸而来。《银海精微·五轮八廓总论》曰："五轮，肝属木曰风轮，在眼为乌睛；心属火曰血轮，在眼为二眦；脾属土曰肉轮，在眼为上下胞睑；肺属金曰气轮，在眼为白仁；肾属水曰水轮，在眼为瞳仁。"故五轮内应五脏，其生克制化，亦应于目睛病变的发生传变，并指导其治疗。清代马云丛在五轮五脏相生相克理论基础上提出了自己的见解："五轮者，金、木、水、火、土也。相生则无病，相克则有病。"并在《眼科阐微·辨心火克肺金白珠生赤丝论》中提出了自己治疗方法："初见红丝时，宜利小便，令心火由小便而出，心与小肠为表里也。邪火既去，肺不受侵矣。若病止在肺经，未入于肝经，间用寒凉药亦无妨，以乌睛尚未生云翳也；点扫雾舟、至宝舟，用《秘诀》吹冲法。"又如"黑珠凸出胀痛，两胞红肿难开，乃肝木克脾土也。"而五行中，亦有中土五行模式，来源于古人对方位和季节认识的"河图"。正如《素问·金匮真言论》曰："中央黄色，入通于脾。"土居中央，调节和控制位于东南西北四方的木、火、金、水四行。故在治疗眼科疾病中，在一定意义上，调理脾胃除了可以治疗及预防属肉轮的胞睑疾病外，亦可防止其继续传变，更可预防其他轮疾病的发生发展。

五轮学说是中医眼科辨证的主要理论依据，可称之为眼的脏腑学说。轮脏相应，病证结合，是中医眼科临证的思维方法之一。补土理论在五轮学说的应用也体现了这一点，"轮属标，脏属本，轮之有病，多由脏失调所致"，脾胃失调能相应地在眼部出现相关的症状和体征。《素问·太阴阳明论》云："土者生万物。"脾胃为后天之本，气血生化之源。脾的生理功能主要为主运化及统血，《兰室秘藏·眼耳鼻门》中所言："五脏六腑之精气皆禀受于脾，上贯于目。"故脾胃功能正常，则目睛不病。若饮食不节、忧思劳倦，致脾虚气弱，脏腑精气不能上养目窍，可致上胞垂缓不用、目珠干涩不润、不耐久视、视物昏蒙、夜盲等病症。若脾不统血，可致目中血不循经而溢于络外，出现眼部出血、视物昏蒙、云雾移睛、血灌瞳神等病症。或因失血过多、生化不足及久病失养、竭思瞻视、阴血耗伤，血虚不能上荣于目，可出现头晕眼花、白睛干涩、黑睛不润、视瞻昏渺、青盲等病症，如若血虚生风，则可见胞轮振跳、目瞤不适。湿邪为中土受侮的主要因素，故外感湿热或饮食失调，脾失健运，上犯胞睑则可出现胞睑湿烂、痒痛，甚则生疮溃脓。湿热熏蒸，浊气上泛，可致神膏浑浊，视衣水肿、渗出，甚至脱离。而脾虚生痰，可致胞生痰核等病症。因此，补土学说在眼科疾病的治疗中仍发挥着重要的指导作用，正如《兰室秘藏·眼耳鼻门》曰：（医者治疗目病）"不理脾胃及养血安神，治标不治本，是不明正理也。"

《脾胃论·脾胃虚实传变论》言："九窍者，五脏主之，五脏皆得胃气乃能通利。"脾胃居于中焦，既是清阳之气生发之所，又是清阳之气升降之枢。五轮学说中的"轮"除了比喻眼珠形圆而转动灵活如车轮之意外，亦比喻着气机圆转运动升降生发之意，正如《审视瑶函》所说："五轮者，皆五脏之精华所发，名之曰轮，其像如车轮圆转，运动之意也。"目为清阳之窍，惟清阳之气易达之，《脾胃论·五脏之气交变论》曰："耳、目、口、鼻为清气所奉于天。"说明清阳之气上达目窍是眼维持辨色视物功能的主要因素。脾主升清，目得清阳之气温煦才能目明。若脾气虚衰或为湿邪所困，升动失常，则可致水液代谢障碍，如水湿停聚，在胞睑可为浮肿；在白睛可见浮臃高起，甚则肿起如鱼胞；在视衣可为水肿、渗出，若神水瘀滞，可致青风内障、绿风内障等病症。再者，脾胃为气机升降之枢，若脾胃所伤，气机壅滞不畅，血脉瘀阻，可致头目疼痛、络阻暴盲；瘀于胞睑，可见胞睑青紫；瘀于白睛，可见赤脉粗大、虬蟠旋曲；瘀于黑睛，可见赤脉下垂，甚至血翳包睛；瘀于视衣，可见视衣脉络阻塞，形成缺血或出血，视力骤降；瘀血阻塞神水流出之通道，可致眼压升高、头目疼痛、视力剧降。

眼与经络的关系亦极为密切，《灵枢·邪气脏腑病形》曰："十二经脉，三百六十五络，其血气皆上于面而走空窍，其精阳气上走于目而为睛。"足阳明胃经络脑系目系，《灵枢·寒热病》曰："足阳明有挟鼻入于面者，名曰悬颅。属口，对入系目本。"《灵枢·动输》又言："胃气上注于肺，其悍气上冲头者，循咽，上走空窍，循眼系，入络脑，出颇，下客主人，循牙车，合阳明，并下人迎，此胃气别走于阳明者也。"足阳明之筋，网维于眼下睑，与太阳的经筋协同共管胞睑开阖。毕氏[6]通过对古今文献针灸治疗目系病取穴规律的研究发现，治疗目系病中多配合足三里等足阳明胃经之穴。

张梅芳教授应用五轮学说所论的"轮标脏本"、"轮脏相应"的原则，在临证时既详察五轮，又不拘泥于五轮，全面分析，既注意五轮与五脏之间的关系，又考虑到脏腑经络之间复杂的整体关系，常取得良好的治疗效果[7]。现代医者牛氏[8]应用五轮学说辨证并重视调理脾胃，在眼科疾病的治疗中取得良效。

总而言之，补土理论、眼科五轮学说与五脏密切相关，即"轮脏相应"、"土调四维"，指导我们分病辨证，因病制宜，辨证施治。

第四节　补土理论在眼科的常用治法方药

一、眼科常用补土中药

眼科疾病涉及脾胃者，治疗可从补土理论出发。常用药物功效包括健脾益气、健脾化湿、行脾胃气、健脾补血、温补脾阳，其组方用药以气血同治、升补并用为特点。

（一）补气药

脾胃虚证易导致气的不足，而脾胃为中焦气机的枢纽，脾胃气不足则全身气机不畅。气虚目病主要表现为胞睑下垂，无力抬举，黑睛陷翳久不平复，目无神彩，视物疲劳，眼内出血，晶珠混浊，青盲内障等。全身可症见神疲乏力、少气懒言、语声低微、食少便溏、舌淡脉弱等。故临床上，应根据气虚证的不同兼证选用适当的补气药。如兼有阴虚或阳虚者，应与补阴药或补阳药同用。由于"气能生血"、"气能摄血"，因此有时在补血、止血时加入补气药。

1. 人参

人参味甘、微苦，性平、微温，归脾、肺经，具有大补元气、益阴生津、聪耳明目之功效。

应用如下。

（1）用于气虚所致的暴盲、目昏、上睑下垂等。常与白术、菟丝子等配伍。如《审视瑶函》用独参汤治疗元气离脱所致暴盲。

（2）用于气虚不能摄血所致的眼部各种出血，尤宜于眼底出血，或反复不止者。可与白术、墨旱莲等配伍。

（3）用于肺气虚弱所致的视网膜脱离。常与五味子、麦冬配伍，如生脉散。

2. 黄芪

黄芪味甘，性微温，归肺、脾、肝、肾经，具有补气升阳、托毒生肌、利水消肿的作用。

应用如下。

（1）用于气虚所致的黑睛生翳灰白凹陷、目昏目痛、上睑下垂等。常与白术、升麻等配伍。

（2）用于胞睑痈疮久溃，不能生肌敛口；或痈疮久不溃破等。常与当归、川芎、皂刺等同用。

（3）用于气虚失运，水湿停聚所引起的目胞浮肿、黄斑水肿等。可与白术、茯苓配伍。

3. 白术

白术味甘，性温，归脾、胃经，有良好的补气健脾、燥湿利水的作用。

应用如下。

（1）用于气虚所引起的目力减退、上睑下垂等。常与黄芪、升麻等配伍。

（2）用于脾失健运所致的疳积上目等。常与党参、山药、扁豆等配伍。

（3）用于脾失运化、水湿停留所致的目胞浮肿、白睛肿胀、黄斑水肿等。常与党参、茯苓伍用。

（二）化湿药

湿邪为患，有外湿和内湿之分。外湿多因久居潮湿之处或冒雨涉水，感受湿邪引起；内湿多因过食生冷，中阳不振，脾失运化，水湿从内而生所致。无论内湿和外湿均可引起多种眼病。湿困日久皆可化热、成痰，阻滞气机，寒湿为阴邪，可进一步伤及脾阳。临床上常应用具有健脾化湿、清热燥湿、理气化痰、温经助阳等功效的药物。

1. 茯苓

茯苓味甘、淡，性平，归心、肺、脾、肾经。茯苓体阳而用阴，具有健脾化湿之效。

应用如下。

（1）用于湿邪上泛所致的云雾移睛、视瞻有色、视瞻昏渺等。常与猪苓、泽泻等配伍，如五苓散。

（2）用于胞虚如球，上胞下垂，胞轮振跳及针眼属脾胃虚弱者。本品能健脾补中，常与党参、白术等同用，如四君子汤。

2. 苍术

苍术味辛、苦，性温，归脾、胃经，芳烈燥散，可升可降，走而不守，具有燥湿健脾、辟秽化浊、祛风散寒、明目等功效。

应用如下。

（1）用于脾虚湿蕴所致视瞻昏渺、视瞻有色等。

（2）用于高风内障见目昏、夜盲、视野缩窄等及小儿疳积上目所致眼目昏涩。可单用，亦可与猪肝、夜明砂等配伍，如夜明散。

3. 砂仁

砂仁味辛，性温，归胃、脾、肾经，具有化湿醒脾、行气宽中之功效。

应用：本品功效与白豆蔻类似，可用于湿阻气滞所致白涩症、云雾移睛、视瞻昏渺等，可配伍黄芩、连翘等。

4. 半夏

半夏味辛，性温，归胃、脾、肺经，具有燥湿化痰、降逆止呕、消痞散结的作用。

应用如下。

（1）用于痰湿阻结所致胞生痰核。常与陈皮、茯苓等配伍，如化坚二陈丸。

（2）用于痰火动风或痰湿破伤所致的绿风内障，见白睛混赤浮肿、黑睛呈雾状混浊、恶心呕吐、动辄眩晕。若属痰火动风者，可配伍黄芩等，如将军定痛丸；若属痰湿上犯，饮邪上逆者，常配伍羚羊角、生姜等，如半夏羚羊角散。

（3）用于痰凝气滞或痰瘀互结所致眼底机化物及各种渗出斑。可与浙贝母、海藻、昆布等同用。

使用注意：内服用制半夏，外用生品适量。

5. 薏苡仁

薏苡仁味甘、淡，性凉，归脾、胃、肺经，具有利水渗湿、健脾止泻、清热排脓的功效。

应用：用于湿热所致的目疡、黑睛生翳、瞳神紧小或干缺、前房积脓、云雾移睛、视瞻生翳、视瞻有色等。用于清利湿热，常与白豆蔻、竹叶等配伍，如三仁汤；用于清热排脓，常与苇茎、冬瓜仁等合用，如千金苇茎汤。

（三）补血药

脾主统血，脾胃同为后天之本、气血生化之源。气血生化无力，气血不足，易致气的推动无力、气机紊乱。血虚眼病为目失血养所致胞睑、白睛血络淡红不鲜，目睛干涩，不耐久视或视物不清，目睛隐胀，目痒时作等。全身可症见面色苍白、唇舌色淡、头晕目眩、心悸怔忡、月经量少等。血虚与阴虚关系十分密切，血虚往往导致阴虚，故补血药常与补阴药同用。因"气能生血"，故补血药又常与补气药同用。临床上常用具有养血益气、补脾益气、养血安神、养血滋阴等功效的药物。

1. 当归

当归味甘，性温，归肝、心、脾经，具有补血润燥、活血止痛的功效。

应用如下。

（1）用于血虚所致的目眩、头目空痛、视力减退、流泪症、目痒及风牵偏视等。常与熟地黄、白芍配伍。

（2）用于目内外出血属血虚血滞者。常与墨旱莲、赤芍、川芎等配伍。

（3）用于胞睑红肿疼痛，赤膜下垂等。可与红花、蒲公英、黄芩等同用。

2. 龙眼肉

龙眼肉味甘，性温，归心、脾经，具有益心脾、补气血、安神的作用。

应用：用于血虚心神失养所致的视物昏花之症。常与酸枣仁等配伍。

（四）行气药

脾胃为人体气机升降之枢，脾胃的运化腐熟、肝主疏泄等生理的异常，或痰湿等病理产物的阻滞，皆可致脾胃气机不畅；进而清阳不升、浊阴不降，反过来更进一步影响水液运行而成水湿停聚，伤及脾胃。理气药大多辛温芳香，具有调气健脾、行气止痛、顺气降逆、疏肝解郁或破气散结等功效。适用于气机不畅及气滞血瘀所引起的眼目病症，如眼目胀痛、干涩赤痛、视物昏蒙等。临床上常用具有疏肝解郁、升举阳气、行气宽中、行气利水化湿、行气健脾等功效的药物。

1. 陈皮

陈皮味辛、苦，性温，归脾、肺经，具有理气调中、燥湿化痰之效。
应用如下。
（1）用于脾胃气滞，或脾失健运所致的小儿疳积上目，兼有腹胀满疼痛、泄泻、不思饮食等。常与黄连、建曲、谷芽等配伍。
（2）用于水湿停滞或痰湿阻滞所引起的胞生痰核、视瞻昏渺、视瞻有色等。多与茯苓、半夏合用。

2. 香附

香附味辛、微苦、微甘，性平，归肝、脾、三焦经，具有疏肝解郁、行气止痛的功效。
应用：用于肝郁气滞所致的目珠胀痛，瞳神散大，眼底脉络迂张，胁肋胀痛等。可与柴胡、枳实等配伍使用。

3. 厚朴

厚朴味苦、辛，性温，归脾、胃、肺、大肠经，具有行气燥湿、降逆平喘的功效。
应用：用于气机不利、水湿停滞所致的白睛肿胀红赤，结节隆起，云雾移睛，视瞻有色等。常与薏苡仁、法半夏、滑石等配伍，如三仁汤。

（五）温阳药

温阳药性味辛热，具有温里祛寒及益火助阳等作用。眼科里寒证包括两个方面：一为寒邪中目所引起的目珠疼痛、白睛血丝淡红、泪涌如水、畏光无眵等；一为心肾阳衰阴寒内生所致的视物昏花、冷泪长流、风轮起翳、翳膜灰白、目珠胀痛、瞳散神昏、干呕吐涎等。可根据不同证候作适当配伍。如兼有表证，应配合解表药；寒凝气滞者，配以理气药；寒湿阻滞者，配以健脾化湿药；脾肾阳虚者，配以温补脾肾药。本类药物性味辛温暴烈，易于伤津耗液。凡属热证及阴虚证应忌用或慎用。

1. 附子

附子味辛、甘，性大热，归心、脾、肾经，具有回阳救逆、补火助阳、散寒止痛之功效。

应用如下。

（1）用于脾肾阳虚所致视物昏花、目珠疼痛，或兼有畏寒肢冷、阳痿、尿频等。多与肉桂、熟地黄、山茱萸等配用。

（2）用于少阴伤寒目病，白睛血丝淡红、泪涌如泉、清涕如水、畏光无眵，或太阴里虚目病，胞睑浮软、白睛青蓝、面色无泽等。用于前者常与麻黄、细辛合用，如麻黄附子细辛汤；用于后者常与人参、白术、泡姜等配伍，如附子理中汤。

2. 肉桂

肉桂味辛、甘，性大热，归肾、脾、心、肝经，具有补火助阳、散寒止痛、温通经脉的功效。

应用如下。

（1）用于肾阳不足所致的冷泪常流、视物昏花，兼有畏寒、尿频、遗尿等。可与附子、干姜等配伍。

（2）用于阳虚阴盛、寒气凝滞所致的暴盲眩惕。常与鹿茸、附子配伍，如温经益元散。

3. 吴茱萸

吴茱萸味辛、苦，性热，归肝、脾、胃、肾经，具有散寒止痛、降逆止呕的作用。

应用：用于肝经虚寒所致风轮起翳、翳膜灰白；或脾胃虚寒，饮邪上逆所引起的绿风内障，症见目珠胀痛、瞳散神昏、干呕吐涎等。常与人参、生姜配伍，如吴茱萸汤。

二、眼科常用补土方剂

四逆散《伤寒论》

组成　甘草　枳实　柴胡　芍药

用法　上四味，各十分，捣筛，白饮和，服方寸匕，日三服（现代用法：水煎服）。

功用　透邪解郁，疏肝理脾。

主治

1. 阳郁厥逆证。手足不温，或腹痛，或泻利下重，脉弦。

2. 肝脾不和证。胁肋胀痛，脘腹疼痛，脉弦。

应用 肝脾不和所致的胞睑频繁眨动。

逍遥散《太平惠民和剂局方》

组成 柴胡 当归 芍药 白术 茯苓 炙甘草 煨生姜 薄荷

用法 上为粗末，每服二钱，水一大盏，烧生姜一块切破，薄荷少许，同煎至七分，去渣热服，不拘时候（现代用法：加生姜 3 片，薄荷 6g，水煎服；丸剂，每服 6～9g，日服 2 次）。

功用 疏肝解郁，养血健脾。

主治 肝郁血虚脾弱证。两胁作痛，头痛目眩，口燥咽干，神疲食少，或往来寒热，或月经不调，乳房胀痛，脉弦而虚。

应用 肝郁气滞、血虚脾弱所致视蒙、眼胀、青盲、暴盲等症。常用于原发性开角型青光眼、闭角型青光眼、葡萄膜炎、中心性浆液性脉络膜视网膜病变、老年性黄斑变性、视神经炎、视神经萎缩、眼眶炎性假瘤、甲状腺相关性眼病、视网膜色素变性等。

甘草泻心汤《伤寒论》

组成 甘草 黄芩 人参 干姜 黄连 大枣 半夏

用法 上七味，以水一斗，煮取六升，去滓，再煎，取三升，温服一升，日三服。

功用 和胃补中，降逆消痞。

主治 胃气虚弱痞证。症见下利数十行，完谷不化，腹中雷鸣，心下痞硬而满，干呕，心烦不得安。

应用 胃虚痞满、上火下寒所致的云雾移睛、瞳神紧小、瞳神干缺、视瞻昏渺等症。常用于虹膜睫状体炎、中间部葡萄膜炎、白塞综合征等。

理中丸《伤寒论》

组成 人参 白术 干姜 甘草

用法 上四味，捣筛，蜜和为丸，如鸡子黄许大。以沸汤数合，和一丸，研碎，温服之，日三四服，夜二服。腹中未热，益至三四丸，然不及汤。汤法：以四物依两数切，用水八升，煮取三升，去滓，温服一升，日三服。服汤后，如食顷，饮热粥一升许，微自温，勿发揭衣被（现代用法：上药共研细末，炼蜜为丸，重 9g，每次 1 丸，小蜜丸则每次 9g，温开水送服，每日 2～3 次；亦可作汤剂，水煎服，药后饮热粥适量）。

功用　温中祛寒，补气健脾。

主治

1. 脾胃虚寒证。脘腹疼痛，喜温喜按，呕吐便溏，脘痞食少，畏寒肢冷，口淡不渴，舌质淡苔白润，脉沉细或沉迟无力。

2. 阳虚失血证。便血、吐血、衄血或崩漏等，血色暗淡，质清稀，面色㿠白，气短神疲，脉沉细或虚大无力。

3. 中阳不足，阴寒上乘之胸痹；脾气虚寒，不能摄津之病后多涎唾；中阳虚损，土不荣木之小儿慢惊风等。

应用　脾胃虚寒，水湿潴留，上犯于目所致的云雾移睛、视瞻昏渺、视瞻有色、暴盲等症。常用于慢性葡萄膜炎、中心性浆液性脉络膜视网膜病变、老年性黄斑变性、渗出性视网膜脱离、视网膜脱离围手术期、视网膜色素变性、糖尿病性视网膜病变、正常眼压性青光眼、视神经萎缩等。

小建中汤《伤寒论》

组成　桂枝　甘草　大枣　芍药　生姜　饴糖

用法　上六味，以水七升，煮取三升，去渣，内饴，更上微火消解。温服一升，日三服（现代用法：水煎取汁，兑入饴糖，文火加热熔化，分两次温服）。

功用　温中补虚，和里缓急。

主治　中焦虚寒，肝脾失调，阴阳不和证。脘腹拘急疼痛，时发时止，喜温喜按；或心中悸动，虚烦不宁，面色无华；兼见手足烦热、咽干口燥等，舌淡苔白，脉细弦。

应用　脾胃虚寒，肝脾不调所致的上胞下垂、目痒、目涩等症。常用于上睑下垂、过敏性结膜炎、眼干燥症等。

四君子汤《太平惠民和剂局方》

组成　人参　白术　茯苓　甘草

用法　上为细末，每服二钱，水一盏，煎至七分，通口服，不拘时；入盐少许，白汤点亦得（现代用法：水煎服）。

功用　益气健脾。

主治　脾胃气虚证。气短乏力，语声低微，面色萎白，食少便溏，舌淡苔白，脉虚缓。

应用　脾虚气弱、中气不足所致的视物昏花、视物疲劳、上胞下垂、冷泪、倒睫拳毛、黑睛翳陷久不能愈、夜盲、目倦等症。常用于上睑下垂、泪道排泄功能不全、慢性泪囊炎、睑内翻倒睫、角膜溃疡、老年性白内障初期、玻璃体混浊、视网膜脱离围手术期、视网膜色素变性、视神经萎缩、近视、弱视、视疲劳等。

六君子汤《医学正传》

组成　茯苓　甘草　人参　陈皮　白术　半夏

用法　上细切，作一服，加大枣二枚，生姜三片，新汲水煎服。

功用　益气健脾，燥湿化痰。

主治　脾胃气虚兼痰湿证。症见食少便溏、胸脘痞闷、呕逆等。

应用　脾虚痰湿所致的胞生痰核、上胞下垂、目偏视、云雾移睛等症。常用于睑板腺囊肿、上睑下垂、眼肌麻痹、玻璃体混浊等。

香砂六君子汤《古今名医方论》

组成　人参　半夏　白术　茯苓　甘草　木香　陈皮　砂仁

用法　上加生姜二钱，水煎服。

功用　益气健脾，行气化痰。

主治　脾胃气虚，痰阻气滞证。症见呕吐痞闷，不思饮食，脘腹胀痛，消瘦倦怠，或气虚肿满。

应用　脾虚痰阻气滞所致的胞生痰核、上胞下垂、目偏视、云雾移睛、视瞻昏渺、青盲等症。常用于睑板腺囊肿、上睑下垂、眼肌麻痹、玻璃体混浊、皮质盲、视神经萎缩、视网膜中央或分支静脉阻塞、视网膜中央或分支动脉阻塞、视网膜静脉周围炎等。

参苓白术散《太平惠民和剂局方》

组成　莲子肉　薏苡仁　砂仁　桔梗　白扁豆　白茯苓　人参　白术　山药　甘草

用法　上为细末，每服二钱，枣汤调下，小儿量岁数加减服（现代用法：散剂，每服6～10g，大枣煎汤送服；亦可作汤剂，加大枣3枚，水煎服）。

功用　益气健脾，渗湿止泻。

主治　脾虚夹湿证。气短乏力，形体消瘦，胸脘痞闷，饮食不化，肠鸣泄泻，面色萎黄，舌质淡苔白腻，脉虚缓。

应用　脾虚夹湿所致的胞生痰核、睑弦赤烂、上胞下垂、目劄、金疳、疳积上目、夜盲、云雾移睛、视瞻昏渺、青盲、青风内障、弱视等症。常用于睑板腺囊肿、睑缘炎、上睑下垂、小儿多动症、小儿多瞬症、泡性结膜炎、角膜软化症、视网膜色素变性、玻璃体混浊、中心性浆液性脉络膜视网膜病变、老年性黄斑变性、渗出性视网膜脱离、视网膜脱离围手术期、黄斑水肿、正常眼压性青光眼、视神经萎缩等。

补中益气汤《脾胃论》

组成 黄芪 甘草 人参 当归 橘皮 升麻 柴胡 白术

用法 上㕮咀，都作一服，水二盏，煎至一盏，去渣，食远，稍热服（现代用法：水煎服）。

功用 补中益气，升阳举陷。

主治

1. 脾胃气虚证。饮食减少，体倦肢软，少气懒言，面色㿠白，大便稀薄，脉虚软。

2. 气虚下陷证。脱肛，子宫脱垂，久泻久痢，崩漏，气短乏力，舌淡，脉虚。

3. 气虚发热证。身热，自汗，渴喜热饮，气短乏力，舌淡，脉虚大无力。

应用 脾虚气弱所致的上胞下垂、黑睛溃烂难愈、青盲、夜盲、青风内障、弱视等症。常用于上睑下垂、视疲劳、角膜溃疡后期迟迟不能愈合、年龄相关性白内障、视网膜色素变性、正常眼压性青光眼、原发性开角型青光眼、视神经萎缩、视网膜脱离围手术期、视神经炎恢复期、皮质盲等。

玉屏风散《究原方》，录自《医方类聚》

组成 防风 黄芪 白术

用法 上㕮咀，每服三钱，水一盏半，加大枣一枚，煎至七分，去滓，食后热服（现代用法：散剂，每服6～10钱；亦可作汤剂，水煎服）。

功用 益气固表止汗。

主治 表虚自汗。汗出恶风，面色㿠白，舌淡苔薄白，脉浮虚。亦治虚人腠理不固，易于感冒。

应用 表虚体弱所致的聚星障反复发作、迎风流泪、目偏视、目倦等症。常用于反复发作的浅层点状角膜炎、泪道排泄功能不全、眼外肌麻痹、视疲劳等。

归脾汤《重订严氏济生方》

组成 白术 茯神 黄芪 龙眼肉 酸枣仁 人参 木香 甘草炙 当归 远志

用法 上㕮咀，每服四钱（12g），水一盏半，加生姜五片，枣子一枚，煎至七分，去滓温服，不拘时候（现代用法：加生姜5片，大枣1枚，水煎服）。

功用 益气补血，健脾养心。

主治

1. 心脾气血两虚证。心悸怔忡，健忘失眠，气短乏力，食少，面色萎黄，舌淡，苔薄白，脉细弱。

2. 脾不统血证。妇女崩漏，月经超前，量多色淡，或淋漓不止，便血，皮下紫癜，舌淡，脉细者。

应用　心脾两伤所致的暴盲、青盲、视瞻昏渺、夜盲、云雾移睛、白涩症、目倦、眉棱骨痛等症。常用于视网膜中央或分支静脉阻塞、视网膜血管炎、老年性黄斑变性、视网膜色素变性、糖尿病性视网膜病变、视神经萎缩、正常眼压性青光眼、原发性开角型青光眼、视疲劳、眶上神经痛、眼干燥症等。

八珍汤《正体类要》

组成　人参　白术　茯苓　当归　川芎　白芍　熟地黄　炙甘草

用法　加生姜三片，大枣五枚，水煎服（现代用法：加生姜3片，大枣3枚，水煎服）。

功用　益气补血。

主治　气血两虚证。面色萎白或无华，头晕目眩，四肢倦怠，气短懒言，心悸怔忡，饮食减少，舌淡苔薄白，脉细弱或虚大无力。

应用　气血两虚所致的上胞下垂、冷泪、白涩症、黑睛溃烂迁延迟迟不愈、青风内障、暴盲、青盲、视瞻昏渺、夜盲、眉棱骨痛、目倦等症。常用于上睑下垂、泪道排泄功能不全、眼干燥症、角膜溃疡后期迁延难愈、正常眼压性青光眼、原发性开角型青光眼、视网膜中央或分支静脉阻塞、视网膜中央或分支动脉阻塞、视神经萎缩、视网膜色素变性、眶上神经痛、视疲劳等。

补阳还五汤《医林改错》

组成　黄芪　当归尾　赤芍　地龙　川芎　红花　桃仁

用法　水煎服。

功用　补气，活血，通络。

主治　气虚血瘀之中风。半身不遂，口眼㖞斜，语言謇涩，口角流涎，小便频数，或遗尿不禁，舌暗淡，苔白，脉缓无力。

应用　气虚血瘀之上胞下垂、暴盲、青盲、目偏视等症。常用于上睑下垂、视网膜中央或分支静脉阻塞、视网膜中央或分支动脉阻塞、视神经萎缩、眼外肌麻痹等。

平胃散《简要济众方》

组成　苍术　厚朴　陈皮　甘草

用法　上为散。每服二钱，水一中盏，加生姜二片，大枣二枚，同煎至六分，去滓，食前温服（现代用法：共研细末，每服4～6g，姜枣煎汤送下；亦可作汤剂，加生姜2片，大枣2枚，水煎服）。

功用　燥湿运脾，行气和胃。

主治　湿滞脾胃证。脘腹胀满，不思饮食，口淡无味，恶心呕吐，嗳气吞酸，肢体沉重，怠惰嗜卧，常多自利，舌苔白腻而厚，脉缓。

应用　湿滞脾胃所致的胞生痰核、睑弦赤烂、风赤疮痍、视瞻昏渺等症。常用于睑板腺囊肿、睑缘炎、眼睑皮炎、中心性浆液性脉络膜视网膜病变等。

三仁汤《温病条辨》

组成　杏仁　滑石　白通草　白蔻仁　竹叶　厚朴　生薏苡仁　半夏

用法　甘澜水八碗，煮取三碗，每服一碗，日三服（现代用法：水煎服）。

功用　宣畅气机，清利湿热。

主治　湿温初起或暑温夹湿之湿重于热证。头痛恶寒，身重疼痛，肢体倦怠，面色淡黄，胸闷不饥，午后身热，苔白不渴，脉弦细而濡。

应用　湿热内蕴所致的风赤疮痍、睑弦赤烂、漏睛、黑睛翳障、云雾移睛、视瞻昏渺、视瞻有色等症。常用于眼睑皮炎、睑缘炎、慢性泪囊炎、病毒性角膜炎、真菌性角膜炎、角膜基质炎、葡萄膜炎、老年性黄斑变性、中心性浆液性脉络膜视网膜病变、糖尿病黄斑水肿、视网膜脱离围手术期、青光眼等。

五苓散《伤寒论》

组成　猪苓　泽泻　白术　茯苓　桂枝

用法　上捣为散，以白饮和，服方寸匕，日三服，多饮暖水，汗出愈，如法将息（现代用法：散剂，每服 6～10g，多饮热水，取微汗；亦可作汤剂，水煎服，温服取微汗）。

功用　利水渗湿，温阳化气。

主治

1. 蓄水证。小便不利，头痛微热，烦渴欲饮，甚则水入即吐，舌苔白，脉浮。

2. 痰饮。脐下动悸，吐涎沫而头眩，或短气而咳者。

3. 水湿内停。水肿，泄泻，小便不利，以及霍乱吐泻等。

应用　脾阳不振，湿浊内困，上泛清窍之青盲、云雾移睛、消渴目病、视瞻昏渺、视瞻有色、目倦等。常用于正常眼压性青光眼、原发性开角型青光眼、玻璃体混浊、糖尿病黄斑水肿、老年性黄斑变性、中心性浆液性脉络膜视网膜病变、视网膜脱离围手术期、视疲劳等。

猪苓汤《伤寒论》

组成　猪苓　茯苓　泽泻　阿胶　滑石

用法　以水四升，先煮四味，取二升，去滓，内阿胶烊消，温服七合，日三服（现代用法：水煎服，阿胶烊化）。

功用　利水渗湿，养阴清热。

主治　水热互结伤阴证。发热，口渴欲饮，小便不利，或心烦不寐，或咳嗽，或呕恶，或下利，舌红苔白或微黄，脉细数。亦治热淋、血淋等。

应用　水热互结伤阴所致的内障眼病，如云雾移睛、视瞻昏渺、视瞻有色、消渴目病等症。常用于葡萄膜炎、老年性黄斑变性、中心性浆液性脉络膜视网膜病变、糖尿病性视网膜病变、视网膜脱离围手术期、青光眼等。

二陈汤《太平惠民和剂局方》

组成　半夏　橘红　白茯苓　甘草

用法　上药㕮咀，每服四钱（12g），用水一盏，生姜七片，乌梅一个，同煎六分，去滓，热服，不拘时候（现代用法：加生姜7片，乌梅1枚，水煎服）。

功用　燥湿化痰，理气和中。

主治　湿痰证。咳嗽痰多，色白易咯，恶心呕吐，胸膈痞闷，肢体困重，或头眩心悸，舌苔白滑或腻，脉滑。

应用　湿痰内困、湿浊上泛所致的胞生痰核、云雾移睛、视瞻昏渺、视瞻有色、消渴目病、青风内障等症。常用于睑板腺囊肿、葡萄膜炎、老年性黄斑变性、中心性浆液性脉络膜视网膜病变、糖尿病性视网膜病变、视网膜脱离围手术期、正常眼压性青光眼、原发性开角型青光眼、眼外肌麻痹等。

温胆汤《三因极一病证方论》

组成　半夏　竹茹　枳实　陈皮　甘草　茯苓

用法　上锉为散。每服四大钱，水一盏半，加生姜五片，大枣一枚，煎七分，去滓，食前服（现代用法：加生姜5片，大枣1枚，水煎服，用量按原方比例酌减）。

功用　理气化痰，和胃利胆。

主治　胆胃不和，痰热内扰证。胆怯易惊，虚烦不宁，失眠多梦，或呕恶呃逆，或眩晕，或癫痫等。苔腻微黄，脉弦滑。

应用　胆胃不和、痰热上扰清窍所致的胞生痰核、云雾移睛、视瞻昏渺、视瞻有色、消渴目病、青风内障等症。常用于睑板腺囊肿、葡萄膜炎、老年性黄斑变性、中心性浆液性脉络膜视网膜病变、糖尿病性视网膜病变、视网膜脱离围手术期、正常眼压性青光眼、原发性开角型青光眼、原发性闭角型青光眼、眼外肌麻痹等。

保和丸《丹溪心法》

组成　山楂　神曲　半夏　茯苓　陈皮　连翘　莱菔子

用法　上为末，炊饼为丸，如梧桐子大，每服七八十丸，食远白汤下（现代用法：共为末，水泛为丸，每服6～9g，温开水送下；亦可作汤剂，水煎服）。

功用　消食化滞，理气和胃。

主治　食积证。脘腹痞满胀痛，嗳腐吞酸，恶食呕逆，或大便泄泻，舌苔腻，脉滑。

应用　食积停滞所致的胞生痰核、针眼、胞轮振跳、目劄等症。常用于睑板腺囊肿、睑腺炎、小儿多瞬症、眼轮匝肌痉挛等。

健脾丸《证治准绳》

组成　白术　木香　黄连　甘草　白茯苓　人参　神曲　陈皮　砂仁　麦芽　山楂　山药　肉豆蔻

用法　上为细末，蒸饼为丸，如绿豆大，每服五十丸，空心服，一日二次，陈米汤下（现代用法：共为细末，糊丸或水泛小丸，每服 6～9g，温开水送下，日 2 次；亦可作汤剂，水煎服）。

功用　健脾和胃，消食止泻。

主治　脾虚食积证。食少难消，脘腹痞闷，大便溏薄，倦怠乏力，苔腻微黄，脉虚弱。

应用　脾胃虚弱所致的胞生痰核、云雾移睛、视瞻昏渺、视瞻有色、消渴目病、青风内障、上胞下垂等症。常用于睑板腺囊肿、葡萄膜炎、老年性黄斑变性、中心性浆液性脉络膜视网膜病变、糖尿病性视网膜病变、视网膜脱离围手术期、正常眼压性青光眼、原发性开角型青光眼、上睑下垂等。

除风清脾饮《审视瑶函》

组成　陈皮　连翘　防风　知母　玄明粉　黄芩　玄参　黄连　荆芥穗　大黄　桔梗　生地黄

用法　上锉。白水二盅，煎至八分，去滓，食远服。

功用　清脾泻热，祛风燥湿。

主治　脾经湿热证。粟疮，症见睑内黄白色颗粒，胞肿目赤，泪热生眵，羞明难张，碜涩痒痛。风赤疮痍，症见眼睑红赤，出现水疱、丘疹、刺痒、灼痛，舌苔薄黄腻，脉浮数。

益气聪明汤《东垣试效方》

组成　黄芪　甘草　人参　升麻　葛根　蔓荆子　芍药　黄柏

用法　上㕮咀，每服三钱，水二盏，煎至一盏，去滓热服，临卧近五更再煎服之。

功用　益气升阳，聪耳明目。

主治　脾胃虚弱，清阳不升证。耳鸣，或多年目暗，视物不能，舌淡，苔薄白，脉细弱。

泻脾除热饮《银海精微》

组成　黄芪　防风　茺蔚子　桔梗　大黄　黄芩　黄连　车前子　芒硝

用法　每服六钱，水煎服。

功用　泻脾除热，解毒利目。

主治　脾胃实热证之胬肉攀睛。症见痒涩不舒，眵多黏结，口渴欲饮，便秘，尿赤，舌红苔黄，脉洪数。

人参养荣汤《太平惠民和剂局方》

组成　黄芪　当归　桂心　甘草炙　陈皮　白术　人参　白芍　熟地黄五味子　茯苓　远志

用法　加生姜二片，大枣三枚，水煎服。

功用　益气补血，养血安神。

主治　脾肺气虚证。倦怠无力，食少气短，惊悸健忘，夜寐不安，咽干唇燥，毛发脱落，或疮疡溃后久不收敛，舌淡胖，脉虚弱。

应用　脾肺气虚、荣血不足所致的白涩症、视瞻昏渺、云雾移睛、青盲、青风内障等症。常用于眼干燥症、葡萄膜炎、老年性黄斑变性、中心性浆液性脉络膜视网膜病变、视神经萎缩、正常眼压性青光眼等。

大黄当归散《银海精微》

组成　当归　芍药　川芎　菊花　大黄　黄芩　杏仁　薄荷

用法　水煎服，食后温服。

功用　清泻胃热，活血明目。

主治　胃中有热，眼生赤膜垂下，遮于黑睛疼痛者。

当归活血饮《审视瑶函》

组成　苍术　当归身　川芎　薄荷　黄芪　熟地黄　防风　羌活　甘草白芍

用法　上锉剂。水二盅，煎至八分，去滓，食后服。

功用　养血，补血，息风。

主治　肝脾血虚证之胞轮振跳。

还阴救苦汤《兰室秘藏》

组成　桔梗　连翘　红花　细辛　当归身　炙甘草　苍术　龙胆　羌活　升麻　柴胡　防风　藁本　黄连　生地黄　黄柏　黄芩　知母　川芎

用法　上㕮咀，每服一两，水二盏，煎至一盏，去滓，食后温服。

功用　泻火解毒，凉血散结。

主治　火毒瘀滞证。症见眼暴发赤肿，睑高苦疼不任者。

清胃汤《审视瑶函》

组成 山栀仁 枳壳 苏子 石膏煅 黄连炒 陈皮 连翘 当归尾 荆芥穗 黄芩 防风 甘草

用法 上锉一剂。用水二盏，煎至一盏，去滓热服。

功用 清热祛痰，消滞散结。

主治 阳明积热证之眼胞红硬。

升阳益胃汤《内外伤辨惑论》

组成 黄芪 半夏 人参 甘草炙 独活 防风 白芍 羌活 陈皮 茯苓 柴胡 泽泻 白术 黄连

用法 每服三钱，生姜五片，枣二枚，去核，水一盏，同煎至二盏，去渣，温服，早饭、午饭之间服之。

功用 益气升阳，清热除湿。

主治 脾胃气虚，湿热滞留中焦。症见饮食无味，脘腹胀满，怠惰嗜卧，四肢酸楚，口苦舌干，饮食无味，大便不调，小便频数，舌淡红，苔薄白，脉细弱。

应用 脾胃虚弱、湿热阻滞所致的白涩症、聚星障、瞳神干缺等症。常用于眼干燥症、视疲劳、角膜炎、慢性葡萄膜炎等。

升阳散火汤《兰室秘藏》

组成 升麻 葛根 独活 羌活 白芍 人参 甘草炙 柴胡 防风

用法 上㕮咀，每服秤半两，水三大盏，煎至一盏，去渣，稍热服。忌寒凉之物。

功用 升阳散火。

主治 血虚或胃虚过食冷物，阳郁于脾。症见肌肤灼热，或骨蒸潮热，扪之烙手。

应用 胃虚过食冷物，阳郁于脾所致的白涩症、聚星障、瞳神干缺等症。常用于眼干燥症、视疲劳、角膜炎、慢性葡萄膜炎等。

调中益气汤《脾胃论》

组成 黄芪 人参 甘草 苍术 柴胡 橘皮 升麻 木香

用法 上件锉麻豆大。都作一服，水二大盏，煎至一盏，去渣，带热，宿食消尽服之。宁心绝思，药必神效。

功用 益气健脾，和中祛湿。

主治 肠胃虚弱，湿阻气滞证。症见脘腹胀满，不思饮食，身体倦怠，大便泄泻，肢节烦疼，苔白腻，脉濡细。

应用 脾胃虚弱、湿阻气滞所致的胞生痰核、睑弦赤烂、云雾移睛等症。常用于睑板腺囊肿、睑缘炎、慢性葡萄膜炎等。

胃风汤《脾胃论》

组成 蔓荆子 干生姜 草豆蔻 黄柏 羌活 柴胡 麻黄 当归身 苍术 葛根 白芷 甘草炙 升麻 大枣

用法 上件锉如麻豆大。分二服，每服水二盏，煎至一盏，去渣，热服，食后。

功用 健脾祛风。

主治 治虚风证。能食，麻木，牙关急搐，目内蠕，胃中有风，独面肿。

枳术丸《内外伤辨惑论》

组成 橘皮 枳实 白术

用法 上为细末，荷叶烧饭为丸，如梧桐子大，每服五十丸，白汤下，不拘时候。

功用 健脾消痞。

主治 脾虚气滞，饮食停积。胸脘痞满，不思饮食，舌淡苔白，脉弱。

应用 脾胃虚弱、饮食积滞所致之针眼、胞生痰核、目劄、疳积上目等症。常用于睑腺炎、睑板腺囊肿、小儿多瞬症、角膜软化症等。

益胃汤《温病条辨》

组成 沙参 麦冬 生地黄 冰糖 玉竹

用法 水五杯，煮取二杯，分二次服，渣再煮一杯服（现代用法：水煎服）。

功用 养阴益胃。

主治 胃阴不足证。饥不欲食，口干咽燥，大便干结，舌红少津，脉细数。

应用 胃阴亏损所致的瞳神干缺、视瞻昏渺、云雾移睛、消渴目病、鹘眼凝睛、白涩症等症。常用于葡萄膜炎、糖尿病性视网膜病变、甲状腺相关性眼病、眼干燥症等。

大柴胡汤《金匮要略》

组成 柴胡 黄芩 芍药 半夏 枳实 大黄 大枣 生姜

用法 上八味，以水一斗二升，煮取六升，去渣，再煎。温服一升，日三服（现代用法：水煎服）。

功用 和解少阳，内泻热结。

主治 少阳阳明合病。往来寒热，胸胁苦满，呕不止，郁郁微烦，心下痞硬，或心下急痛，大便不解或协热下利，舌苔黄，脉弦数有力。

应用　少阳邪热未解、阳明热结所致的眼丹、风赤疮痍、漏睛疮、突起睛高等症。常用于眼睑皮炎、急性泪囊炎、眼眶蜂窝织炎等。

玉女煎《景岳全书》

组成　石膏　熟地黄　麦冬　知母　牛膝

用法　上药用水一盅半，煎七分，温服或冷服（现代用法：水煎服）。

功用　清胃热，滋肾阴。

主治　胃热阴虚证。头痛，牙痛，齿松牙衄，烦热干渴，舌红苔黄而干，亦治消渴、消谷善饥等。

应用　胃热阴虚所致的瞳神紧小、视瞻昏渺、云雾移睛、消渴目病、鹘眼凝睛、白涩症等症。常用于葡萄膜炎、糖尿病性视网膜病变、甲状腺相关性眼病、眼干燥症等。

白虎汤《伤寒论》

组成　石膏　知母　甘草炙　粳米

用法　上四味，以水一斗，煮，米熟汤成，去滓，温服一升，日三服（现代用法：水煎，米熟汤成，温服）。

功用　清热生津。

主治　阳明气分热盛证。壮热面赤，烦渴引饮，汗出恶热，脉洪大有力。

应用　阳明气分热盛所致的眼丹、风赤疮痍、漏睛疮、突起睛高等症。常用于眼睑皮炎、急性泪囊炎、眼眶蜂窝织炎等。

实脾饮《重订严氏济生方》

组成　厚朴　白术　木瓜　草果仁　大腹子　附子　白茯苓　干姜　甘草炙

用法　上㕮咀，每服四钱，水一盏半，生姜五片，大枣一枚，煎至七分，去滓，温服，不拘时服（现代用法：加生姜5片，大枣1枚，水煎服）。

功用　温阳健脾，行气利水。

主治　脾肾阳虚，水气内停之阴水。

应用　脾阳不足、水湿内停所致的云雾移睛、目系暴盲、视衣脱离、消渴内障、视瞻有色、视瞻昏渺、青盲等症。常用于慢性葡萄膜炎、视神经炎、渗出性视网膜脱离、孔源性视网膜脱离围手术期、糖尿病性视网膜病变、中心性浆液性脉络膜视网膜病变、老年性黄斑变性、原发性开角型青光眼、视神经萎缩等。

苓桂术甘汤《金匮要略》

组成　茯苓　桂枝　白术　甘草炙

用法　上四味，以水六升，煮取三升，分温三服（现代用法：水煎服）。

功用　温阳化饮，健脾利水。

主治　中阳不足之痰饮。胸胁支满，目眩心悸，或短气而咳，舌苔白滑，脉弦滑或沉紧。

应用　心脾阳虚、水湿内停所致的云雾移睛、目系暴盲、视衣脱离、消渴内障、视瞻有色、视瞻昏渺、青盲等症。常用于慢性葡萄膜炎、视神经炎、渗出性视网膜脱离、孔源性视网膜脱离围手术期、糖尿病性视网膜病变、中心性浆液性脉络膜视网膜病变、老年性黄斑变性、原发性开角型青光眼、视神经萎缩等。

神效黄芪汤《兰室秘藏》

组成　蔓荆子　陈皮　人参　甘草炙　白芍　黄芪

用法　上㕮咀，每服五钱，水二盏，煎至一盏，去渣，临卧稍热服。

功用　补气养血，祛风明目。

主治　气血亏虚，风痰阻络证。浑身麻木不仁，或头面、手足、肘背，或腿脚麻木不仁，并皆治之。如两目紧急缩小，及羞明畏日，隐涩难开，或视物无力，睛痛昏花，手不得近，或目少精光，或目中热如火。

苍术汤《异授眼科》

组成　苍术　藁本　白芷　羌活　川芎　甘草

用法　加葱、生姜，水煎服。

功用　益气健脾，祛风化湿。

主治　脾虚视物不真。

助阳活血汤《眼科阐微》

组成　黄芪　炙甘草　防风　当归　白芷　蔓荆子　升麻　柴胡

用法　水二盏，煎至一盏，去渣。稍热服。

功用　助阳活血。

主治　阳虚血瘀证。眼睫无力，常欲垂闭，以及眼花，致热壅白睛，白睛红，多眵泪，无疼痛而隐涩难开。

复明散《兰室秘藏》

组成　青皮　橘皮　川芎　苍术　甘草炙　生地黄　连翘　柴胡　黄芪　当归身

用法　上锉，如麻豆大，都作一服。服药期间忌酒、醋、湿面、辛热、大料物之类。

功用　益气健脾，行气活血。

主治　脾虚气滞之内障眼病。

当归润燥汤《兰室秘藏》

组成　细辛　生甘草　炙甘草　熟地黄　柴胡　黄柏　知母　石膏　桃仁　当归身　麻子仁　防风　荆芥穗　红花　升麻　杏仁　小椒

用法　上药㕮咀（现代用法：用水 300ml，煎至 150ml，去渣，空腹时温服。服药期间，忌食辛热物）。

功用　清热生津润燥。

主治　津亏燥热证。主消渴，大便闭涩，干燥结硬，渴喜温饮，舌爆口干，眼涩难开，以及于黑处见浮云。

羌活退翳丸《兰室秘藏》

组成　黑附子（炮）　寒水石　防己酒　知母　牡丹皮　羌活　川芎　黄柏酒　生地黄　丹参　茺蔚子　当归身　柴胡　熟地黄　芍药

用法　上为细末，炼蜜为丸，如梧桐子大，每服 50～70 丸，空腹时用白汤送服。药后省语言，以食压之。

功用　清热滋阴退翳。

主治　目内障。右眼小眦青白翳，大眦微显白翳，脑瘫，瞳仁散大，上热恶寒，大便秘涩。遇天气暄热，头痛睛胀。

石膏羌活散《审视瑶函》

组成　苍术　羌活　密蒙花　白芷　石膏　麻子　木贼草　黄连酒　细辛　菊花　荆芥　川芎　甘草

用法　上为细末，每服二钱，食后临睡，蜜汤或清茶调服。

功用　祛风清热。

主治　脾胃湿热夹风证。治久痛患目，不睹光明，远年近日，内外气障，风热上攻，昏暗，拳毛倒睫之症。

调脾清毒饮《审视瑶函》

组成　天花粉　连翘　荆芥穗　甘草　牛蒡子　桔梗　白茯苓　白术　薄荷　防风　陈皮

用法　上锉剂，白水二盅，煎至八分，去滓，食前温服。

功用　清热利湿。

主治　脾胃湿热证。两目睑浮肿如球，微有湿热，重则流泪，赤肿。

三、眼科补土理论的常用治法

（一）升阳除湿法

本法适用于湿邪外侵引起的眼病。临床常见胞睑水肿，睑重难睁，睑缘湿烂，胞内粟疮，白睛污黄，眵泪胶黏，黑睛雾状混浊色灰白，翳如虫蚀，视物变形，眼底可见渗出、水肿等。全身可见体倦身重，头重如裹，口不渴或渴不欲饮，胸闷食少，腹胀便溏，苔滑或厚腻，脉滑等。本法用芳香化湿、祛风胜湿或温阳利水等药物组成方剂，如苍术、厚朴、藿香、佩兰、茯苓、猪苓、防己等。

（二）健脾化痰法

本法适用于脾虚失运，痰湿互结引起的眼病，症见胞生痰核，眼前如黑花飘舞、云雾移动，或眼底病有渗出，苔厚腻，脉濡滑，宜化湿祛痰，常用方剂为二陈汤。若郁而化火者，方用化坚二陈汤、温胆汤等。

（三）健脾利水法

本法适用于脾虚气弱，水液停滞引起的眼病，症见眼睑虚浮，不欲睁眼，或眼底有水肿、渗出且难于吸收，可兼见面黄倦怠，身乏胸闷，少气懒言，大便溏泻等，舌淡苔白，脉弱，宜用健脾化湿法，常用方剂为参苓白术散、神效黄芪汤等。寒湿为患者，症见白睛有淡红结节，压之疼痛，经久难愈，或视物昏蒙，视瞻有色，兼见头目昏沉，四肢不温，身寒畏冷，舌淡苔滑，脉沉缓，宜用温阳利水法，常用方剂为苓桂术甘汤、真武汤、五苓散等。

（四）益气养血法

本法适用于治疗脾胃虚弱，气血生化不足所致眼病，多为慢性内外障眼病，而兼有气血不足的全身症状者，如眼胞重坠、久视眼胀、黑睛陷翳日久不愈；或外观端好，目无神采，视物昏蒙，视神经盘苍白、视网膜出血、黄斑出血等。全身可见神疲乏力，少气懒言，纳呆，动则汗出，面色少华，心慌心悸，爪甲淡白，舌淡，脉虚等。根据气血偏虚程度的不同，治疗有所侧重。如睁眼乏力，常欲闭垂，舌淡脉虚者，偏于气虚，应以益气为主；若因失血或久病，头晕眼花，不耐久视，眉棱骨痛，心悸失眠，多梦易醒，舌淡脉细者，偏于血虚，应以养血为先。本法用甘平性微温之补血与补气药物组方，共奏益气养血之功，如人参、西洋参、黄芪、白术、山药、当归、熟地黄、白芍、制首乌、阿胶等。常用方剂有四君子汤、四物汤、八珍汤、十全大补汤、人参养荣汤等。

（五）益气升阳法

本法适用于治疗脾虚气弱，清阳不升所致的眼病。气虚下陷者常见胞睑下垂，视一为二，夜盲，视野缩小，青盲等。全身可见神疲乏力、头晕面白、脘腹坠胀、舌淡苔薄、脉弱等。也可用于眼外伤、眼球内异物由于眼压过低不能手术者。脾胃为气机升降之枢，健脾益气是关键，常用甘平性温和辛散微寒药物同用组方，发挥益气升阳作用，如黄芪、葛根、升麻、柴胡、防风、羌活等。应用时要注意用药的配伍，在健脾的基础上加升麻、柴胡升举阳气，或配蔓荆子、防风、羌活升散，亦能起到升清明目的作用。另治疗眼病要注意配以镇阴升阳法。因清阳上升、浊阴下降才能生机常在，若清阳不升，则浊阴不降，上犯清窍可致眼病，此即《原机启微》在"阳衰不能抗阴之病"中所谓："何以为治……镇阴升阳之药，决明夜灵散主之。"常用方剂有补中益气汤、助阳活血汤、人参补胃汤等。

（六）健脾止血法

本法用于脾气虚弱，脾不统血，血溢脉外引起的眼部出血，其特点是血色较淡，日久不愈，或反复发作，量或多或少。治疗可用黄芪、人参、白术等。常用方剂有归脾汤等。

参 考 文 献

[1] 廖品正，陆绵绵. 中医眼科学[M]. 上海：上海科学技术出版社，1986：9

[2] 兰轶. 眼病的脾胃证治学术源流及临床应用探讨[D]. 成都：成都中医药大学，2018

[3] 周义军. 论脾胃升降在眼科中的应用[J]. 中国民族民间医药，2012（9）：94

[4] 赖锦端. 脾胃学说在眼科临床的应用[J]. 新中医，1992（3）：30-31

[5] 张华东，黄梦媛，陈祎，等. 路志正"持中央"而"调升降"以治燥痹学术思想浅析[J]. 北京中医药，2010，29（10）：747-748

[6] 毕文卿. 针灸治疗目系病古今取穴规律的研究[D]. 济南：山东中医药大学，2011

[7] 秦霖，邱波. 张梅芳教授运用五轮学说论治眼疾的经验简介[J]. 广州：广州中医药大学学报，2008，9（5）：468-469

[8] 牛忻群. 应用五轮学说辨证一得[J]. 山西中医，1989（1）：7

第三章　补土流派与眼科疾病的治疗

第一节　补土理论与胞睑疾病的治疗

胞睑疾病，相关于西医学的眼睑病。胞睑位于眼珠最外部，具有保护其内部组织的作用，其在《医宗金鉴·刺灸心法要诀》中亦有记载：曰"目胞者，一名目窠，一名目裹，即上下两目外卫之胞也。"眼睑病大致分为眼睑炎症、眼睑功能异常、眼睑肿瘤三大类。其中，眼睑炎症包括睑腺炎、睑板腺囊肿、睑皮炎、睑缘炎；眼睑功能异常又包括上睑下垂、眼睑痉挛等。在祖国医学中，睑腺炎属胞睑疾病中"针眼"范畴，首见于《证治准绳·杂病·七窍门》，严重者之眼睑蜂窝织炎属"眼丹"范畴，睑板腺囊肿属之"胞生痰核"，睑皮炎、睑缘炎分属"风赤疮痍"、"睑弦赤烂"。眼睑功能异常之上睑下垂属"上胞下垂"，眼睑痉挛属"胞轮振跳"。古代文献对胞睑疾病症状或病因病机皆有详细的记载：①针眼。《诸病源候论·目病诸候》曰："人有眼内眦头忽结成疱，三五日间便生脓汁，世呼为偷针。"②眼丹。《外科启玄·眼丹》曰："凡眼胞属脾胃，谓之内输，如赤肿甚不作脓为之眼丹，内宜泻胃火三黄汤丸，外宜水澄膏涂之即愈。"③胞生痰核。《目经大成·痰核》曰："艮廓内生一核，大如芡实，按之坚而不痛，只外观不雅，间亦有生于下睑者……翻转眼胞，必有形迹，一圆一点，色紫或黄。"④风赤疮痍。《秘传眼科龙木论·风赤疮痍外障》曰："疮生面睑似朱砂。"⑤睑弦赤烂。《诸病源候论·目病诸候》曰："此由冒触风日，风热之气伤于目。"⑥上胞下垂。《诸病源候论·目病诸候》曰："其皮缓纵，垂覆于目，则不能开，世呼为睢目，亦名侵风。"⑦胞轮振跳。《证治准绳·杂病·七窍门》曰："（胞轮振跳）气分之病，属肝脾二经络，牵振之患。人皆呼为风，殊不知血虚而气不顺，非纯风也。"

胞睑疾病的发生发展、病因病机皆与脾胃有密切的关系。其中，在中医眼科学的五轮学说有所体现，五轮学说起源于《内经》，《审视瑶函·五轮所属论》有云："五轮者，皆五脏之精华所发，名之曰轮，其像如车轮圆转，运动之意也。"《灵枢·大惑论》曰："五脏六腑之精气，皆上注于目而为之精。精之窠为眼，骨之精为瞳子，筋之精为黑眼，血之精为络，其窠气之精为白眼，肌肉之精为约束，裹撷筋骨血气之精而与脉并为系。上属于脑，后出于项中。"故胞睑为肉轮，在脏属脾，脾与胃相表里，故病变首当责之脾胃。而脾胃同居中焦，不仅司纳化升降功能，而且联系诸脏，畅达六腑，通行经络。所以内伤、外感和其他脏腑疾病都可以影响到脾胃功能，而脾胃病变同样可以导致他脏功能失调，其他脏腑疾病同样可以从脾胃论治。张仲景亦提出了"四季脾旺不受邪"的理论。而胞睑疾病，外因感受六淫之邪，内可因脾胃功能失调而发病，内外合邪则更易发病，若不治疗或治疗不当，严重者常可引起结膜、角膜病变，造成不可逆的角膜混浊而影响视力。因此，应用补土理论治疗胞睑疾病，在一定意义上，胞睑疾病好发人群可预防其发生，亦可防止胞睑疾病继续传变至其他眼科疾病，阻止其继续发展。

脾与胃的生理功能正常运行，才可发挥出运化水谷、化气、生血、统血这四种功能，其致病因素，主要为湿邪，并常易化热。《素问·至真要大论》言："风气大来，木之胜也，土湿受邪，脾病生焉。"罹患湿病因素主要有三：一为行于雾露、雨淋水浸、坐卧湿地等外邪入侵；二为过食肥厚，嗜烟酒、冷饮，蕴积胃肠，郁而化为痰湿；三为脾气虚不能运化，水湿内停，湿从中生。而湿性黏滞，缠绵难愈，郁久易从热化。

《兰室秘藏·眼耳鼻门》云："五脏六腑之精气皆禀受于脾，上贯于目。"在胞睑疾病中，《素问·痿论》曰："脾主身之肌肉。"《黄帝内经素问集注·五脏之气交变论》曰："脾主运化水谷之精，以生养肌肉，故合肉。"故脾运化水谷之精有滋养肌肉的作用，眼睑肌肉得脾之精气充养，则眼睑开阖自如。故脾气虚弱，脏腑精气不能上养目窍，可致上胞垂缓不用。抑或热邪犯胃或过食辛辣炙煿之品，火邪循经上犯头目，火毒壅滞胞睑，气血阻滞，经络不畅，可致胞睑肿硬，或发疮疡、针眼；胃热炽盛，复感风邪，内外合邪，结于睑弦，可致睑弦赤烂、刺痒等症。湿热内壅，上犯胞睑，可致胞睑湿烂、痒痛。脾湿生痰，痰湿上壅，可致胞生痰核等病症。

脾胃为后天之本，气血生化之源。《古今医统·眼科》曰："目得血而能视，故血为目之主，血病则目病，血凝则目胀，血少则目涩，血热则目肿。"血之功能失调皆可引起眼病。血虚生风，上扰于目可见胞轮振跳。若血行瘀滞，瘀于胞睑，则可见胞睑青紫。故重视脾胃调和、气血和调，则可解胞睑之患，如《素问·调经论》曰："五脏之道，皆出于经隧，以行血气，血气不和，百病乃变化而生。"

脾胃为中土，中土为气机升降的枢纽，《素问·经脉别论》中提到："饮入于胃，游溢精气，上输于脾。脾气散精，上归于肺，通调水道，下输膀胱。"故其在津液代谢方面，发挥着不可替代的作用。如若脾不健运，可致水湿停聚，表现在胞睑可为浮肿。痰由湿聚，表现在胞睑可致睑弦赤烂、胞生痰核、生疮溃脓。

于经络循行而言，《灵枢·口问》云："目者，宗脉之所聚也。"《灵枢·经别》：足阳明胃经经别"属胃，散之脾……出于口，上颊，还系目系，合于阳明也"，而足太阴脾经经别也是合于阳明。故治疗胞睑疾病，多选用脾经、胃经之穴。

因此，在胞睑疾病的治疗中，补土理论常发挥着重要的指导作用。

上胞下垂主要由心、脾、肾三脏的异常引起，其中以脾为主。本病先天性者，属命门火衰，导致心脾阳虚。心神无力支使于目之开阖，脾阳虚无力主肌肉，故双眼上胞下垂，不能抬举。另有后天性者，多由脾阳虚中气不足，或风痰乘虚阻络，以致肌肉失养而抬举无力下垂。故先天者，治疗上采取温肾阳、益化源之法；后天者，多采用升阳益气之法。

针眼的发病其外因为风邪，内因责之于脾胃。对本病的治疗，原则上在未成脓时，应辨其风热或脾胃热毒上攻而分别施治，以达退赤消肿促其消散之目的。已成脓者，当促其溃脓或切开排脓，促其早日痊愈。若反复发作，诸症不重，脾胃虚弱，亦可配合补益之品。故周氏[1]应用健脾之品治疗针眼，治愈率达86%以上。

眼丹者，又名眼痈、覆杯。《疡科心得集·辨眼丹眼漏论》曰："夫眼丹者，生于眼胞，或在上，或在下。眼胞属脾胃，证虽见于脾胃之部，实由心经受毒，热传脾胃，热毒升上，以致气血凝聚而成丹毒也。风多者，则浮肿易消；热甚者，则坚肿难散。"故眼丹者，主要由于风热毒邪客于胞睑，或素体热盛，复感风热毒邪引起，素体脾胃虚弱，则更易好发。治疗上多以清热解毒、凉血散瘀为主，后期以益气养血、托毒排脓为主。故官氏[2]以清热解毒散结为法，应用自拟蒲公英加味汤治疗眼丹58例，脾气虚者加黄芪，总有效率达96.5%。

《医宗金鉴·眼胞痰核》有云："此证结于上下眼胞，皮里肉外……由湿痰气郁而成。"胞生痰核病因病机主要为恣食炙煿，脾胃蕴热生痰，痰热相结，阻滞经络，致气血受阻，混结于睑内，逐渐隐起而发为本病。多分为痰湿阻结与火重于痰型，治疗上分别以化痰散结、清热散结为法。韩氏[3]应用自拟霰失汤治疗睑板腺囊肿，因胞生痰核多因脾胃蕴热，故选方侧重清肝胃之火，软坚散结，活血化瘀，利湿和胃，导热下行，达到治疗目的，其有效率达87%，复发率为15.1%。

睑弦赤烂的病因病机包括脾胃蕴热，复受风邪；脾胃湿热，外感风邪；心火内盛，风邪犯眦。其中，与脾胃密切相关。周氏等[4]从脾胃论治睑缘炎患者36例，总有效率达91.67%。

《审视瑶函·脾病》曰："脾轮振跳，岂是纯风。气不和顺，血亦欠隆，牵拽振惊心不觉，要知平病觅良工。此症谓目脾不待人之开合，而自率拽振跳也。乃气分之病，属肝脾二经络之患，人皆呼为风，殊不知血虚而气不和顺，非纯风也。若赤烂及头风病者，方是邪风之故，久而不治为牵吊，甚则为败坏之病也。"故胞轮振跳多因肝脾血虚，日久生风，虚风内动，牵拽胞睑而振跳，或因久病、过劳等损伤心脾，心脾两虚，气血不足，筋肉失养而跳动。李氏[5]应用归脾汤加减合针刺治疗眼睑痉挛取得显著的疗效。

"风赤疮痍"，《沈氏尊生书·杂病源流犀烛》有云："由脾脏风热蕴结，两睑似朱涂而生疮，黑睛端然无染，不治便生翳膜。"《医宗金鉴》论述："风赤疮痍眦睑生，黑睛端好睑烂红，脾经风热宜急治，久生翳膜遮瞳睛，加减四物汤生地黄，苦参牛蒡薄荷风，当归赤芍天花粉，连翘荆芥穗川芎。"周氏从脾论治风赤疮痍，其86病例全部治愈[6]。

刘氏[7]认为，胞睑疾病虽与脾胃两经有关，但有虚实之分。实证治以清热化湿，虚证侧重健脾和络。治疗上，多采用清脾凉血、疏风化湿、清热化湿、泻火解毒、消磨痰核、补气养荣之法，多有良效。

除补益脾胃之外，亦可加入升发之品，因脾胃既有郁热，则宜以升发之品以疏散脾中伏火，如防风；又可加入芳香之品，芳香悦脾，理气和中，振奋气机，且助疏散脾中伏火，如藿香。故李氏[8]针刺联合泻黄汤治疗睑板腺囊肿，总有效率达91.3%。

脾主运化，既运化水谷精微，也运化水湿，脾的运化功能失常，水湿内聚，蕴积化热；或复受风邪，风与湿热相搏停于睑内，而发为胞睑诸疾。或脾运化无力，聚湿生痰，痰湿结于胞睑，或胞睑弛缓而不收，或脾阳不足，水气不化，上泛胞睑而发病。故张氏[9]总结八法：属邪实者，若风邪所致，当以疏风清热；若热毒内蕴，则宜泻火解毒；若湿热内阻，则宜清热利湿；若痰湿阻结，则宜化痰散结；若血热壅滞，则宜凉血散瘀。属本虚者，若血虚生风，则宜养血祛风；若脾气虚弱，则宜升阳益气；若脾肾阳虚，则宜温补脾肾。

总而言之，胞睑疾病，病机首当责之脾胃，治疗上先分标本虚实，实证应以祛邪为主，邪去正自安；虚证应以健脾为主，扶正以祛邪。

第二节　补土理论与泪器疾病的治疗

泪器分为分泌系统与导流系统两大部分。分泌系统主要由眶部和睑部泪腺及副泪腺组成，导流系统包括泪腺导管、泪点、泪小管、泪囊、鼻泪管[10]。临床上泪器疾病主要分为泪腺病和泪道病两大类。泪道病在传统中医眼科学中属两眦疾病范畴，两眦即大、小二眦，为上、下胞睑的内、外侧联合处。大眦又名内眦，小眦又名外眦、锐眦。上下胞睑的弦部，紧靠内眦处各有泪窍一个，为排泄泪液的孔窍，故有关泪液、泪窍方面的疾病，归入两眦疾病的范畴[11]。中医典籍中对泪道病诊治的记载有较丰富的内容，主要病种有流泪症、漏睛、漏睛疮。

流泪症是以泪液经常溢出睑弦而外流为临床特征的眼病之总称。有冷泪与热泪之分。《诸病源候论》早有"目风泪出"及"目泪出不止"的记载，《银海精微》有"迎风洒泪"及"充风泪出"的论述，并且提出了冷泪和热泪的概念。热泪多为暴风客热、天行赤眼、黑睛生翳等外障眼病的症状之一，本节主要讨论冷泪症。

冷泪症是指眼无明显的赤痛翳障而流泪，泪水清冷稀薄。《证治准绳·杂病·七窍门》将冷泪分为"迎风冷泪"与"无时冷泪"。它类似于现代医学的"泪道功能不全"。泪道功能不全是指没有器质性阻塞的泪液引流不畅，即冲洗泪道通畅而有溢泪的情况。主要是泪液的引流功能（即对泪液的泵吸作用）不全所致，多见于眼轮匝肌麻痹或眼轮匝肌因疾病、年老而松弛，使泪囊、泪管的泵吸功能被破坏，虽然泪道通畅，也不能正常地将泪液引流排至鼻腔，故称为"无张力性溢泪"或"功能性溢泪"，主要有三种情况：泪点功能不全、泪囊功能不全、鼻泪管瓣膜功能不全。

从现代医学对泪器导流系统剖析来看，眼轮匝肌的泪囊部呈螺旋状分布于水平部的上皮下组织中，在泪小管垂直段，眼轮匝肌呈环形围绕在泪小管外，具有括约肌作用，当其收缩时可牵拉泪点向内，使其浸入泪湖中[12]。正常时约 3/4 泪液由下泪点流入泪道。老年人睑缘松弛，下睑外翻，泪点可发生外翻，这时泪液不能顺利进入泪道，故可致泪溢。而泪液的流动犹如抽水机的作用，它有自己的循环而非完全被动性作用，睑缘和泪点的毛细管现象有肯定的作用，但是最主要的动力还是肌肉活动时对泪小管和泪囊施加的挤压作用。眼睑闭合时，米勒肌收缩，使泪小管变短，壶腹部封闭，与此同时眶隔前部肌肉也收缩，牵引泪囊隔膜（由内眦韧带后部与泪囊筋膜相连构成）向外侧移动，使泪囊扩大；眼睑张开时，则与此相反，即泪小管变长，壶腹部张开，泪囊隔膜向内侧移动，挤压泪囊。因此，闭眼时泪液从泪小管和壶腹部流向泪囊，而睁眼时则将泪液从泪囊挤入鼻泪管。当眼睑张开，泪液流入鼻腔时，Hasner 瓣膜开放，有利于泪液顺利排入鼻腔。故冷泪症的发生其实与眼局部的肌群功能有密切联系。

中医眼科归纳冷泪症的病因病机主要有三个方面：①肝血不足，泪窍不密，遇风邪则引泪出；②肝肾两虚，约束无权；③气血不足，收摄失司。而其中气血不足之证常以益气养血、收摄止泪为法，予八珍汤加减。八珍汤由四君子汤与四物汤组成。四君子汤中党参、白术、茯苓、炙甘草健脾益气；四物汤中熟地黄、白芍、当归、川芎补血活血。二者合用为气血双补良方。《诸病源候论》说："夫五脏六腑皆有津液，通于目者为泪。若脏气不足，则不能收制其液，故目自然泪出。"故脾气亏虚者，同样容易发生冷泪症。从现代医学研究结果来看，"泪道功能不全"的三种类型均与其局部的肌肉松弛或麻痹相关，亦即冷泪症的发生与泪器导流系统局部的肌肉功能不全状态相关。《素问·痿论》说："脾主身之肌肉。"脾胃为气血生化之源，全身的肌肉，都需要依靠脾胃所运化的水谷精微来营养，才能使肌肉发达，丰满健壮。如脾胃的运化功能障碍，则肌肉瘦削，萎软无力。《素问·太阴阳明论》说："四肢皆禀气于胃，而不得至经，必因于脾，乃得禀也。今脾病不能为胃行其津液，四肢不得禀水谷气，气日以衰，脉道不利，筋骨肌肉，皆无气以生，故不用焉。"充分说明脾胃与肌肉有非常密切的关系。所以对于"泪道功能不全"的治疗无论是从传统中医辨证思维还是结合现代医学研究成果而言，健脾益气、收摄止泪是非常重要的治疗法则。

漏睛与漏睛疮皆为邪热侵入泪窍所引起的病变，但发病有缓急，临床表现各有特征。漏睛是以大眦头常有涎水或脓汁自泪窍外漏为临床特征的眼病，见于《证治准绳·杂病·七窍门》，为邪热久积所引起的一种顽固的慢性眼病，《原机启微》又称之为"热积必溃之病"，可单眼或双眼先后发病，也可能演变成漏睛疮，类似于现代医学的慢性泪囊炎。漏睛疮是大眦附近，睛明穴下方突发赤肿高起，继之溃破出脓的病证。漏睛疮可由漏睛演变而来，亦可突然发生，类似于现代医学的急性泪囊炎。

漏睛和漏睛疮均可见大眦头脓汁浸渍、睛明穴下方胞睑局部肿胀，大眦属心，而泪窍居于胞睑的弦部，且睛明穴下方肿胀亦属胞睑，故其病因病机分析多从心、脾两脏出发。

漏睛者常因心有伏火，脾蕴湿热，循经上攻内眦，积聚成脓，浸渍泪窍而成；《原机启微·热积必溃之病》中说："……其病隐涩不自在，稍觉眩躁，视物微昏，内眦穴开窍如针目，按之则沁沁脓出……又曰漏睛眼是也，竹叶泻经汤主之。"治疗上以清心利湿为主，常以竹叶泻经汤加减，方中竹叶、黄连清心火并泻中焦之火，大黄、栀子、黄芩、升麻清脾泻热，泽泻、车前子助竹叶清热利湿，茯苓、甘草配升麻、羌活理脾除湿，柴胡、决明子以加强清火之力，赤芍清热祛瘀。

漏睛疮者则多因心脾热毒壅盛，上攻泪窍，气血瘀滞，结聚成疮。《医宗金鉴·外科心法要诀》说："初起如豆如枣，红肿疼痛，疮势虽小，根源甚深。溃破出黏白脓者顺；生青黑脓或如膏者险。"治疗上以清热解毒、消瘀散结为主，常以黄连解毒汤加减。方中黄连清泻心火，兼泻中焦之火，为君药；黄芩泻上焦之火，为臣药；黄柏泻下焦之火；栀子泻三焦之火，导热下行，引邪热从小便而出。

漏睛和漏睛疮病势虽有缓急不同，然而在疾病的某些阶段却可以出现相同的症状。漏睛者病程缠绵，迁延日久，则正不胜邪，邪气留恋；漏睛疮溃后亦有疮口难收，脓汁水常流而成瘘者，为气血不足，正不胜邪，邪气留恋。此所谓正虚邪恋，治当扶正祛邪，托里排毒。疮疡之病的发生，不离乎脾胃。漏睛和漏睛疮亦属疮疡，《脾胃论·脾胃盛衰论》中提到"百病皆由脾胃衰而生……"。这是因为脾主肌肉，化生气血，脾胃虚弱，气血不足，营卫虚弱，感邪之后，不能内托外达，终致邪留机体，为患作祟，缠绵难愈。临床凡见疮疡久不收口、脓水清稀、难腐难溃等，皆可用托里排毒之法治疗。《外科精义》指出："凡为疡医，不可一日无托里之法。"又谓"脓未成者，使脓早成；脓已溃者，使新肉早生；气血虚者，托里补之；阴阳不和者，托里调之"。故本证常用千金托里散加减。方中党参、黄芪、茯苓、甘草健脾益气，当归、芍药、川芎养血活血，金银花、防风祛风清热，桔梗、白芷配当归、川芎活血排脓，麦冬养阴。《兰室秘藏·疮疡门》中应用托里消毒法的有救苦化坚汤、消肿汤、内托羌活汤、升麻托里汤、内托黄芪汤、白芷升麻汤、圣愈汤、黄芪肉桂柴胡酒煎汤等，亦充分体现了顾护脾胃、补益气血、扶正祛邪这一原则。

第三节　补土理论与黑睛疾病的治疗

黑睛，又名黑珠、黑仁、乌珠、乌睛等，位于眼珠前部正中央，周边与白睛相连，具有透光和保护眼内组织的作用，相当于现代医学的角膜。其发病特点在于：第一，发病机会多，因黑睛暴露于外，直接与外界接触，不仅易被邪毒侵袭，且易被外物损伤，还可因他轮病变影响，故发病率高。第二，恢复慢，因黑睛本身无血络，营养供应相对较少，其抵抗力也相对较低，一旦发生病变，一般需要较长时间才能痊愈。第三，自觉症状剧烈，常因风热壅阻，邪毒炽盛，气血阻滞而出现剧烈的目珠疼痛、畏光流泪、眼睑难睁等症。第四，影响视力，黑睛一旦发生病变，即失去晶莹清澈之性，同时视力受到不同程度的影响。

黑睛上出现了混浊病变，在祖国医学中称为"翳"。汉代许慎《说文解字》明确指出："翳，华盖也。"《楚辞·九叹》云："石参嵯以翳日。"提示翳乃遮蔽也。翳者疮也，睛溃使然。"翳"，泛指透明的角膜组织上出现混浊的变化。西医学的"角膜炎"、"角膜薄翳"、"角膜变性"概属于"翳"的范畴。翳之初生，常为六淫外感，风寒暑湿燥火化热作祟为患；其外伤、内伤、过劳、体虚，促使发病多变，故元代倪维德特立"风热不制之病"、"七情五贼劳役饥饱之病"。翳之发生发展与内在脏腑有密切关系。"凡赤脉翳初从上而下者，属太阳……从下而上者或从内出外者，皆属阳明……从外入内者，为少阳"。《审视瑶函》中，根据翳的状态和全身症状判断脏腑失调，如翳色黄浊，状如腐渣，白睛浑赤，胸闷，纳少，由脾胃湿热引起。

翳障是眼疾中的痼疾，其遮蔽黑睛，影响神光的透越，可致视力下降。虽然黑睛在五轮中为风轮，内应于肝，临床上多从肝胆论治，但对于年老体弱、脾胃不健者，或寒凉过用、脾胃损伤者，或翳陷不敛、迁延不愈者，则多从脾胃论治。其病因病机主要表现为中气不足、清阳不升；或脾胃虚弱，阴火上乘；或脾失运化，湿蒙清窍。常见的疾病有花翳白陷、聚星障、疳积上目、黑睛陷翳、混睛障、凝脂翳等。

角膜溃疡属于祖国医学中"花翳白陷"的范畴。《证治准绳》说："凝脂从四围起，而漫神珠，故风轮皆白或微黄，视之与混障相似而嫩者……；亦有上下生起，名顺逆障，内变为此证者，此火土郁遏之祸也。"卢丙辰[13]教授认为花翳白陷常常病情缠绵，反复发作或时轻时重者，多为脾胃湿热之证，全身可伴见口黏纳呆，或头重胸闷，或大便溏烂，舌红，苔黄腻，脉濡数；若热重于湿，则多表现为翳面不平，或隆起，或凹陷，翳上如覆薄脂，或如豆腐渣状，或见黄液上冲，舌质较红，可采用甘露消毒丹治疗，方中滑石、茵陈、黄芩配伍，悦脾和中，清热解毒；若湿重于热，则见翳面灰白，白睛淡红微赤，黄液上冲或有或无，舌质偏红，苔厚微黄或不黄，可采用三仁汤治疗，方中滑石、通草、竹叶三焦分消，重在祛湿，宣畅气机。

病毒性角膜炎属于祖国医学中"聚星障"的范畴。《证治准绳·杂病·七窍门》说："聚星障证，乌珠上有细颗或白色或微黄，微黄者急而变重，或联缀，或团聚，或散漫，或一同生起，或先后逐渐一而二，二而三，三而四，四而六、七、八、十数余……若星翳生于丝尽头者亦退迟。"聚星障的病因以六淫为多，六淫之中，尤以风热最多，风热之邪均为阳邪，其性上升，眼为清阳之窍，其位最高，而黑睛位于眼球最外，易受侵袭而生翳障。王明芳教授[14]认为，经常反复发生黑睛星点状翳障者，多由卫外不固引起，常用玉屏风散加味；年老体弱，正气不足，或久病之后，正气耗损，黑睛生翳经久不愈，属气虚者，酌加参芪等补气之品；边缘腐烂而热痛等症不显者，为湿邪致病之象，脾主水湿运化，脾失健运，水湿上犯黑睛，湿积生热，湿热留恋，则病情迁延难愈，常用石决明散与三仁汤合用；对于过用寒凉之品治疗后，翳障经久不消或休作有时者，考虑为脾胃受伤，生发之气受抑，为正虚邪留之虚实夹杂证，偏气虚者常用托里消毒散加减以补气养血、扶正祛邪。

角膜软化症属中医学"疳积上目"范畴。角膜软化症是一种严重的溃疡性角膜坏死，其病因病机多由长期消化道疾病，尤其慢性腹泻而引起营养不良，高度维生素 A 缺乏引起，由于营养不良常合并感染，甚至引起失明。本病表现为结膜干燥，逐渐皱褶形成，随干燥进一步发展，角膜浅层出现灰白色浸润，并于短期内形成溃疡，组织坏死乃至穿孔。本病多由脾胃虚弱、水谷不能化精引起。《景岳全书·泄泻》说："泄泻之本，无不由于脾胃。盖胃为水谷之海，而脾主运化，使脾健胃和，则水谷腐熟，而化气化血以行营卫，若饮食失节，起居不时，以致脾胃受伤，则水反为湿，谷反为滞，精华之气不能输化，乃致合污下降，而泻痢作矣。"著名老中医庞赞襄采用祖传方剂归芍八味汤，对疳积上目有较好的疗效，主要理论在于调理脾胃运化功能，以加强营养的吸收利用，使精血上注于目[15]。

此外，老中医李巽芳[16]遵循《银海指南》、《审视瑶函》治翳的理论，以理中补气之法治虚极陷翳；以清热畅卫、调理脾土治余毒未尽之小儿痘翳。田继良[17]以补益法，举中气托陷翳，补精血除混睛，益心阴退翳，助元阳疗凝脂，使翳障消除。现代中医眼科医家对翳障从脾胃论治的发展，丰富了中医补土理论对翳的治疗经验。

第四节　补土理论与黄斑疾病的治疗

黄斑疾病是指发生于视网膜黄斑区的疾病的总称，包括黄斑的功能异常和形态改变。因黄斑位于眼底后极部的中央，主司感光和辨别颜色，因此黄斑病变表现为眼外观如常，但患者自觉症状有视力减退、视物模糊、视物变暗、正中暗影遮挡感、视直如曲、视物变形、视物变色、视物异色等诸多症状。黄斑区病理改变以水肿、渗出、出血、玻璃膜疣、新生血管、纤维增殖、机化、瘢痕形成等为主要特征，是一类高发病率、高致盲率、难治性的眼病。由于古代受检查手段的限制，传统中医以证候命名，将黄斑疾病归为"视瞻有色"（《证治准绳》）、"视直如曲"（《梦溪笔谈》）、"视大反小"（《历代中医珍本集成》）、"视正为斜"（《目经大成》）、"视瞻昏渺"（《证治准绳》）、"暴盲"（《证治准绳》）等，近代越来越多的中医眼病专家逐渐采用从黄斑疾病的病因病理之不同进行论治的方法。根据黄斑疾病的病因、病理来分类，常见的黄斑疾病可分为中心性浆液性脉络膜视网膜病变、中心性渗出性脉络膜视网膜病变、老年性黄斑变性（年龄相关性黄斑变性）、黄斑囊样水肿、黄斑劈裂、黄斑裂孔、黄斑前膜、高度近视性黄斑变性、先天性黄斑病变、糖尿病黄斑水肿、全身性疾病所致的黄斑出血等疾病。

黄斑在视网膜正中，在无赤光检眼镜下或离体眼球上呈淡黄色，《素问·金匮真言论》曰："中央黄色入通于脾。"《素问·阴阳应象大论》说："中央生湿，湿生土，土生甘，甘生脾……在色为黄。"眼底黄斑部位于视网膜的中心，应属足太阴脾经。在临床上，脾气虚弱、脾失健运继而导致的本虚标实是黄斑病变的主要原因，其病变可从脾施治。历代医家在"视瞻昏渺"、"视瞻有色"、"暴盲"等疾病的治疗中，也非常注重调理脾胃。

在眼底病中，黄斑病变对视力的影响较为严重。李杲认为中土脾胃对于眼病的影响途径主要有二。首先，中土对于眼部黄斑影响在于气血之调畅。李杲较早系统地阐述了脾胃与气血对内眼疾病的重要作用，在《脾胃论》中提出"诸脉者皆属于目"，并在《兰室秘藏·诸脉者皆属于目论》中指出："夫五脏六腑之精气皆禀受于脾，上贯于目。脾者诸阴之首也，目者血脉之宗也，故脾虚则五脏之精气皆失所司，不能归明于目矣。"强调了脾胃与通调血脉对视力的重要性。脾主统血，目为血脉之宗，血虚目闭，脾虚不能统血，血溢脉外，则引起眼底出血；气虚血滞，脉道不利，则目失濡养，视物昏蒙。脾不运化水湿，则代谢失衡，代谢产物堆积，引起眼底水肿、渗出、增殖性病变等。其次，中土对于眼部黄斑的影响在于清阳的升发。李杲根据《内经》"清阳出上窍"的理论，指出"耳、目、口、鼻为清气所奉于天"，认为清阳之气的上升是头面耳目诸窍维持正常功能的重要保证，脾具有升清降浊功能。脾主运化，胃主受纳，脾主升清，脾胃为气机升降的枢纽，是维持眼正常生理功能的重要因素。脾气以升为健，胃气以降为和。脾胃升降得力，则九窍通利。若脾胃升降失调，脾气不升，则诸阳之气不升而清气下陷。胃气不降则浊阴不降而浊气上逆，不仅影响精微物质的摄取，且影响精微物质的输布上运。脏腑精气难以上荣于目，因而导致目失充养，继而出现视力下降、视物昏蒙等症。

元末明初倪维德所著《原机启微》一书，秉承了《脾胃论》的学说，将东垣脾胃学说引入眼科，对眼底病的治疗多采取调治脾胃、温补脾土、升发阳气之法。《原机启微》中，"气为怒伤散而不聚之病"、"阳衰不能抗阴之病"、"阴弱不能配阳之病"均论及内障眼病。在病机阐述上，重视脾胃对气血的化生及阳气的升发作用，并列举了内障眼病八首主治方剂，其中，益阴补气丸、滋阴地黄丸、冲和养胃汤、益气聪明汤、泻热黄连汤五首出自李杲，自制石斛夜光丸药性偏温，治疗"气为怒伤散而不聚之病"和"阴弱不能配阳之病"，体现了倪维德治目昏反对一味投以凉药的论点。他认为，这样会伤胃又伤肝。

近现代医家对黄斑病与脾胃关系进行了更系统和明确的论述。眼科名家陈达夫教授在《中医眼科六经法要》中将瞳神各组织结构与脏腑进行联系，形成了"眼底五轮辨证"的雏形，认为脉络膜与心关系密切，视神经、视网膜、虹膜、睫状体及睫状体小带与肝关系密切，黄斑区与脾关系密切，玻璃体与肺关系密切，眼内色素与肾关系密切。因此黄斑疾病多从脾论治。

古籍中对于眼底病的补土之法也有颇多论述。在眼底病的治疗中，李杲指出"脾虚五脏精气皆失所司，不能归明于目"，"脾胃虚则九窍不通"，认为"凡医者不理脾胃及养血安神，治标不治本，是不明正理也"。治疗大法可分为甘温补中、益气升阳及泻火补气三法。第一法是甘温补中：对元气亏虚者，常用黄芪、甘草、人参等甘温益气药培补元气，若兼有气滞则加橘皮、青皮，其得诸甘药能益元气又导滞气；若兼有津液停滞则可加白术、苍术健脾又能利湿；若兼有血虚阴弱者，常用熟地黄、当归养血益血，酌情配伍甘温益气药使阳旺而生阴血；若血弱阴虚致血中伏火则用熟地黄、当归配伍生地黄而具凉血益血之功，常用于治疗目血虚阴弱、视物昏花、瞳子散大等，如熟干地黄丸、羌活退翳丸；若脾胃虚而肝木妄行，肝木旺则脾先受之，以目病肝旺脾虚、肝脾不调者多见，采用泻肝补脾之法，以甘温补中之黄芪、人参、甘草配伍酸寒归肝脾经、能于土中泻木的白芍，补土以生金，生金以制木，如神效黄芪汤。第二法是益气升阳：对于中阳不振者，常选择升阳药物，一是选用兼有升举清阳作用的补气药，如黄芪，《本草正义》云"黄芪具春令升发之性，味甘气温色黄，皆得中和之正，故能补益中土，温养脾胃，凡中气不振，脾土虚弱，清气下陷者最宜"；二是使用辛甘质轻味薄的风药，"高巅之上，惟风可到"，诸药使胃气上腾而复其本位，便是行春升之令。诸风药升发阳气，亦有利于少阳春升之气的升发，春气升则万化安。李杲常用的风药如柴胡、升麻、葛根等，可升引脾胃中清气，使之上行阳道，同用时多与甘温之药配伍，亦能引甘温之气味上行。第三法是泻火补气：对于眼底病化热，如黄斑出血等，认为目居于头部，头为六阳之首，阳邪易犯，火性炎上，故眼部易为火邪上扰，张子和曰"目不因火则不病"。李杲提出了"阴火论"的观点，"火与元气不两立，一胜则一负"，认为脾胃为元气之本，脾胃伤则元气伤，元气不足则阴火上乘，元气充足则阴火敛降，元气与"阴火"相互制约，并以升、降、浮、沉之道确立治法。"热淫于内，以甘泻之"，故常用甘草之类泻火补气，"火郁发之"，故用风药升阳散火，即"泻阴火以诸风药，升发阳气以滋肝胆之用，是令阳气生，上出于阴分，末用辛甘温药接其升药，使大发散于阳分，而令走九窍"。《审视瑶函》中也沿用了这一治法。出于顾护脾胃的理念，《脾胃论》中苦寒药应用较少，但阴火炽盛时亦用苦寒之药泻阴火，如黄芩、黄连、龙胆草等，长于清热泻火燥湿，黄芩善泻肺火，黄连善泻心火，龙胆草善泻肝火，为避免寒伤胃气，李杲还强调用酒洗、酒炒、酒浸等办法来减缓其苦寒之性，并重视滋阴药的配伍运用，以防苦寒伤阴。

《审视瑶函》内治八法中，对"视瞻昏渺"的治疗主要采用补益法和除湿法。补益法是指补养脏腑阴阳气血精津液的不足，以助目珠神光，治疗眼科虚损证为主的治法，多从脾论治。受李杲影响，补益之中，常合以升提。如柴胡、羌活、防风升散药与白术、人参补益药同用，以起到升举阳气、益气疏散、引药上行的作用[18]。代表方如书中所引录的东垣方——冲和养胃汤、益气聪明汤、神效黄芪汤、人参补胃汤、调中益气汤等。除湿法是以治疗湿邪停聚于目窍所致眼科病证的治法，常配以疏风升散之药，如白芷、羌活、防风等，可燥湿胜湿，并多与清热并举，以清热燥湿，常用药如黄芩、黄连、黄柏、车前子等品。

《目经大成》中，将张介宾、赵献可等温补学派名家温补心法引入眼科，反对滥用寒凉药，擅用温补之法，以脾肾命门说论治内眼疾病，多认为黄斑疾病多为脾阳不足。《目经大成·制药用药论》云："今之庸医，但见目病……非寒不止之说为据，讵知本科有许多阴愈阳衰、假寒假热，当用甘温滋养之属，曷可独言是火而概施寒剂也？"

现代医家治疗黄斑疾病多采用辨病论治、分期论治、辨证论治相结合，但补土思想体现在各种治疗方法之中。补土理论贯穿于治疗黄斑疾病的理、法、方、药的始终。在眼科临床临证时，无论是对年轻人多患的中心性浆液性脉络膜视网膜病变，还是对老年人才发病的老年性黄斑变性，众多眼科名老医家均多辨证为脾虚湿泛证，选用了参苓白术散加减，治疗以健脾益气、渗湿行滞为目的；或辨证为脾胃虚弱、气血不足，选用人参养荣汤加减，治疗以健脾胃、补气血为目的[19]。主张对黄斑疾病分期治疗的现代中医眼病医家将黄斑疾病分为早、中、晚期，并针对不同时期的眼底病变特征进行辨证施治。例如，对于黄斑水肿患者，早期多辨证为脾虚湿聚，治以健脾利湿为主，酌加重茯苓、白术、泽泻等的用量。中期兼有渗出者，可佐以化痰散结，药用半夏、陈皮、海藻、昆布等。晚期中心视力明显减退，病变以渗出与水肿并见者多，属气血阴阳俱虚者，治宜益气养阴、温阳通脉[20]。《景岳全书·新方八略引》指出："其有气因精而虚者，自当补精以化气；精因气而虚者，自当补气以生精。"重用黄芪、西洋参、党参等，可酌加淫羊藿、仙茅、肉苁蓉、巴戟天等。

补土思想在黄斑疾病治疗中的应用还可着眼于气血、痰瘀。国医大师唐由之教授根据《内经》、《脾胃论》中的脾胃气血理论，结合多年的眼科临证经验，提出"黄斑病从气血论治"的理论。《内经》云"气脱者，目不明"，"血气不和，百病乃变化而生"[21]。气血由脾胃化生，脾胃不和、气血失调可造成眼底组织病理改变。唐教授提出治疗眼底疑难杂症时要注意调理脾胃，并以气血理论为依据，辨证与辨病相结合，可采用从气论治、从血论治、气血双治、痰瘀同治等治疗方法。唐由之教授认为，对于退行性眼底病变，用益气治血之法可获良效；对于发病时间较短，眼底以新鲜出血为主要表现的早期患者，考虑热灼津液，炼液为痰，虽然在原则上采取凉血止血之法治疗，但不可过用寒凉，以免损伤脾胃而致气机壅塞，引起瘀血留滞，主张在凉血止血之药中，酌加黄芪等以顾护脾胃；若病程较长，黄斑区水肿合并陈旧性出血，考虑多为气虚痰瘀内生，《素问·至真要大论》说"诸湿肿满，皆属于脾"。脾失健运，湿热内蕴，水湿上泛，积聚于眼底，表现为黄斑水肿、渗出；气虚血行不畅，脉络瘀阻，或因气不摄血，血溢络外，停积成瘀，治疗上可加入丹参、川芎等行气活血药，并配合车前子、泽泻等利水渗湿药；黄斑病晚期，出现瘢痕化、结缔组织增生、新生血管形成等，多考虑为久病痰瘀互阻，治疗上应化痰活血并举，"滞血不消，新血无以养之"，重用化痰散结药，如半夏、陈皮、竹茹、枳壳、薏苡仁、浙贝母、昆布、海藻等，并同时予补气养血之当归补血汤（黄芪、当归），一方面健脾益气、补气养血以顾护正气，另一方面泻火凉血，防止出血再发[22]。

黄斑病变属于内障眼病，病因病机较为复杂，且病程较长，临床上表现为虚实夹杂、本虚标实，辨证与脾密切相关，多以脾虚为本，以痰瘀为标。在治疗黄斑疾病的思路上，一方面根据传统五轮学说责之于肝、肾，另一方面还应考虑从脾胃气血论治。根据患者的眼底表现、全身证候及分期特点，灵活运用补土思想，采用健脾益气等治本之法，以及利水渗湿、化痰散结、活血祛瘀等治标之法，在黄斑病变的治疗中，可取得更好疗效。

第五节 补土理论与目系疾病的治疗

"目系"又称"眼系"，分别首见于《灵枢·经脉》和《灵枢·寒热病》，而《古今医统大全》认为"目本又名目系"。"目系病"是中医眼科学中的重要病理概念，结合现代医学，在广义上目系病应该包括视神经、整个视路及周围组织的疾病；狭义上目系病至少应该指包括急慢性视神经炎、缺血性视神经病变、视神经盘血管炎及视神经萎缩在内的各种视神经相关疾病。历代中医文献中，并无目系病的整体论述，其病证散见于"暴盲"、"青盲"等论述之中。常见的目系病中，急性视神经炎、严重的缺血性视神经病变多归于"暴盲"范畴，视神经炎的慢性期可归于"视瞻昏渺"范畴，视神经萎缩或视神经炎、缺血性视神经病变发展到后期致视力严重下降终致盲无所见者多归于"青盲"范畴。其临床特点是：目外观正常，瞳神无缺无损，瞳神内无异样气色，视衣无恙，但视物不清，甚至视物不见，有时伴有目珠转动痛、头痛、恶心呕吐，或者四肢麻木、抽搐等全身症状。此于《证治准绳·杂病·七窍门》有着详尽的阐述：第一是视瞻昏渺，"谓目内别无证候，但自视昏渺蒙昧不清也"；第二是暴盲，"暴盲，平日素无他病，外不伤轮廓，内不损瞳神，倏然盲而不见也"；第三是青盲，"青盲者，瞳神不大不小，无缺无损，仔细观之，瞳神内并无别样色气，俨然与好人一般，只是自看不见，方为此证，若有何气色，既是内障，非青盲也"。

补土理论作为中医学术流派重要思想之一，有着完善系统的核心理论与内涵，《内经》以来，至金元李杲，补土理论为补土学术流派的发展奠定了基础。《素问·经脉别论》谓"食气入胃，散精于肝，淫气于筋；食气入胃，浊气归心，淫精于脉；脉气流经，经气归于肺，肺朝百脉，输精于皮毛；毛脉合精，行气于府；府精神明，留于四脏……"，描述了脾胃受纳腐熟水谷精微的过程，然脾胃虽"体"在中宫，其"用"则通达周身上下。故"内伤脾胃，百病由生"。而对于目系疾病的治疗，从其病因病机来看，补土亦发挥着重要的作用。

《灵枢·大惑论》谓："五脏六腑之精气，皆上注于目而为之精。精之窠为眼，骨之精为瞳子，筋之精为黑眼，血之精为络，其窠气之精为白眼，肌肉之精为约束，裹撷筋骨血气之精，而与脉并为系。上属于脑，后出于项中。故邪中于项，因逢其身之虚，其入深，则随眼系以入于脑。入于脑则脑转，脑转则引目系急。目系急则目眩以转矣。"此段经文详细阐述了目系的结构、部位，提到其功能与视有关；也可以看出，"目系"是结构复杂的复合体，乃筋骨血气之精与脉汇聚所成，是"五脏六腑之精气，皆上注于目而为之精"的体现。因此，目系功能及病变与脏腑功能正常与否密切相关。补土调四象是补土理论的主要学术思想。《四圣心源·天人解》云："四象即阴阳之升降，阴阳即中气之浮沉……不过中气所变化耳。"正因为中土的气机升降变化，全身脏腑的生理功能才得以正常运行。

目系疾病中，暴盲又称"落气眼"。《抄本眼科·落气眼》曰："落气眼不害疾，忽然眼目黑暗，不能看见，白日如夜，此症乃元气下陷，阴气上升。"故临床治疗中每多用益气升阳之品。李杲《脾胃论·脾胃胜衰论》言："脾胃不足之源……当从六气不足、升降浮沉法，随证用药治之。盖脾胃不足，不同余脏，无定体故也。其治肝心肺肾有余不足，或补或泻，惟益脾胃之药为切。"《证治准绳·杂病·七窍门》又曰："暴盲，病伤于阳者，缘忿怒暴悖，恣酒嗜辛，好燥腻，及久患热病痰火之人得之，则烦躁秘渴；病伤于阴者，多色欲悲伤，思竭哭泣太频之故，故患类中寒中风之症；伤于神者，因思虑太过，用心罔极，忧伤至甚，惊恐无措得之……屡有头风痰火，元虚水少之人，眩晕发而盲瞀不见……。"此条文将暴盲的病因分为两种：伤于阳及伤于阴。其中不乏饮食劳倦，忧思伤脾，中宫不运，四象不转，发而为盲。

又言青盲者，《诸病源候论·目病诸候》曰"是脏腑气血不荣于睛"。《兰室秘藏》中说："夫五脏六腑之精气皆禀受于脾，上贯于目。"故一旦脾气虚弱，目系失养，则即使眼球黑白分明，外托三光，目系也无力发越神光。

目系与脾关系密切，《目经大成·神水变色》曰："夫人水谷入胃，化为气血，在身为津液，升于目即为神水。得则滋而清明，失则燥而混浊。"脾为后天之本，气血化生之源，脾气旺盛，目系得营血精气之养，则目光有神，否则目系失养，神光不得发越至脑，则目昏眼花，所以《兰室秘藏·眼耳鼻门》中说："五脏六腑之精气皆禀受于脾，上贯于目。脾者诸阴之首也，目者血脉之宗也，故脾虚则五脏之精气皆失所司，不能归明于目矣。"目系居高位，需得清阳之气的温养，如《素问·阴阳应象大论》所说"清阳出上窍"。脾主升清，脾气上升，才能将精微物质升运于目系，使目系得以滋养，否则"其不及则令九窍不通"，目系闭塞，神光发越受阻，则视物不清，甚至视物不见。脾主身之肌肉，约束、裹撷亦为脾所主。脾运正常，约束、裹撷得养，则眼珠转动灵活；脾气虚弱，约束失养，则目偏视、复视。

从气血生化来看，目为血养则明，《审视瑶函·开导之后宜补论》说："夫目之有血，为养目之源，充和则有发生长养之功，而目不病。"目系窍道幽深，依赖血的充分滋养，脉与目系并行，保证了血对目系的充分滋养。目系络间之血非寻常之血，"真血者，即肝中升运于目，轻清之血乃滋目经络之血也。此血非比肌肉间混浊易行之血，因其轻清上升于高而难得，故谓之真也"。血在目系中运行，对目系发挥着充分的营养和滋润作用。倘若亡血过多，必影响视瞻，如《素问·四时刺逆从论》说："冬刺经脉，血气皆脱，令人目不明。"脾胃为气血化生之源，因此对目系病的治疗要兼顾理脾。《兰室秘藏·眼耳鼻门》说："脾者，诸阴之首也；目者，血脉之宗也……凡医者不理脾胃，及养血安神，治标不治本，是不明正理也。"

从其经络循行而言，足阳明胃经也是络脑系目系的经脉。《灵枢·寒热病》说"足阳明有挟鼻入于面者，名曰悬颅。属口，对入系目本"，《灵枢·动输》又说"胃气上注于肺，其悍气上冲头者，循咽，上走空窍，循眼系，入络脑，出颏，下客主人，循牙车，合阳明，并下人迎，此胃气别走于阳明者也"，因此，足阳明胃经系目系。广义目系包括肌肉之精聚成的约束、裹撷，筋骨血气之精所聚成的前部五轮的后续部分，以及脉等。脾主肌肉，胃为与脾相表里的腑，因此足阳明胃经主要是与广义目系中约束、裹撷的关系密切。

现代医家认为过度劳累、情绪激动、发热、饮酒等均为本病常见病因。脾气虚弱、气血两虚、清窍失养为其重要病因病机，可以"健脾"为主则。又或涉水淋雨、久居潮湿之地，外湿侵袭，阻遏脾阳，过食生冷，泛用寒凉药物，损伤脾阳，运化失职，湿浊上犯头目，视物昏蒙。韩氏研究发现：在治疗目系疾病中补益药位居首位[23]。韦氏在治疗目系疾病中，重视调理脾胃：脾气虚弱，致清阳下陷，清窍失养，治宜益气升阳、滋阴明目，方用补中益气汤为主，适加滋阴益肾名目之品。如脾胃虚寒，腹胀肠鸣，治宜益气健脾、温中散寒，方用香砂六君子汤为主，适加温中散寒之品[24]。

脾主运化水谷，为气血生化之源，后天之本也。目得血而能视，同样有赖脾之精血的供养。脾主升清，运化水湿。脾能将精微物质升运于目。脾气统血，血养目窍，脉为血之府，诸脉汇聚于目，血脉正常是目获得营养的基础，目得血而能视，而血行于脉运行于眼络之中不致外溢，有赖脾气的统摄。目系疾病属于内障眼病，病因病机较为复杂，且病程较长，临床上表现为虚实夹杂、本虚标实，其病因病机与脾密切相关。在治疗目系疾病中，常以健脾升阳为本，根据患者病情体质偏倚，灵活应用补土理论。

第六节　补土理论与儿童眼病的治疗

历代医家对小儿的生理特点早有论述，如隋代《诸病源候论·养小儿候》指出"小儿脏腑娇弱"；明代《育婴家秘·幼科发微赋》也说"血气未充……精神怯弱"。金元时代的朱震亨，首倡"肝常有余，脾常不足"。明代医家薛己指出："在小儿虽得乳食，水谷之气未全，尤仗胃气，胃气一虚，则四脏俱失所养矣，故丹溪谓小儿多肝脾之疾。"明代儿科医家万全，对小儿五脏特点的研究更全面，如《幼科发挥·五脏虚实补泻之法》云："肝常有余、脾常不足者，此却是本脏之气也。盖肝乃少阳之气，儿之初生，如木方萌，及少阳生长之气，以渐而壮，故有余也。肠胃脆薄，谷气未充，此脾所不足也。"同时《育婴家秘·五脏证治总论》中指出："儿之初生，所饮食者乳耳……故曰不足者，乃水谷之自然不足也。"说明在小儿时期的生理特点表现和脾胃都有密切关系。

小儿生长发育极为迅速，对水谷精微的需求量较成人为多。因此脾胃在小儿阶段处于举足轻重的地位。气血津液的来源，肌肤肢体的丰满，五脏六腑的健全，皆由脾的运化不断补充和化生。但小儿脾胃处于幼稚脆弱的阶段，五脏六腑成而未全，全而未壮，整个消化系统发育未臻完善[25]。而机体的生长发育较快，对水谷精微的需求量大，担负后天给养重任的脾胃"供不应求"，水谷精微之气不能适应生长发育的需要，故形成生理上的"脾常不足"。此不足异于《内经》中所说的"真气夺则虚"，并非指正气亏虚，而是由于小儿生长发育的不完全所导致的脾胃薄弱。脾常不足是小儿脏腑生理特点的反应，既包含了形态不足，又包括了功能的不足。

脾胃为仓廪之官。脾主升，精气得以上输。胃主降，糟粕得以下行。脾胃升降协调平衡，彼此依赖，相反相成，相互为用，共同完成饮食的受纳、转输、运化和敷布，以滋养脏腑百脉，营养全身。反之，则"清气不升，浊气不降"，导致清浊混淆。小儿生机蓬勃，发育迅速，营养物质需求量大，为此脾阴相对不足，加之脏腑娇嫩，形气未充，脾胃升降功能亦未健全。又加之小儿寒温不能自调，饥饱不能自节，或添加辅食不当，极易损伤脾胃，造成运化失常，升降失司。脾虚无力充养正气，正气不足则不胜六淫所侵，因此又可导致外感诸疾蜂起。《素问·评热病论》说："邪之所凑，其气必虚。"临床上小儿之病以外感六淫及内伤乳食较为多见，而内伤外感诸病之发生，多与脾胃虚弱有关。此外，他脏有病亦可影响脾胃。如肝木横逆，乘克脾胃；肺气虚衰，常致脾困湿滞；肾阳不足，可使脾失温煦健运失职；心血亏损不滋养脾，以致心脾两虚。由此可见，"脾常不足"在小儿生理病理等方面占有关键性的地位。

眼能够明视万物，辨别颜色，是赖五脏六腑精气的滋养。脾主运化水谷，为气血生化之源。《素问·玉机真脏论》在论及脾之虚实时说："其不及，则令人九窍不通。"其中包含了脾虚能致眼病。李杲《兰室秘藏·眼耳鼻门》进一步阐述说："夫五脏六腑之精气皆禀受于脾，上贯于目。脾者诸阴之首也，目者血脉之宗也，故脾虚则五脏之精气皆失所司，不能归明于目矣。"这就突出了眼赖脾之精气供养的关系。

眼与经络的关系密切，眼及眼的周围经络分布周密，源源不断输送气血濡养于目[26]。《灵枢·邪气脏腑病形》曰："十二经脉，三百六十五络，其血气皆上于面而走空窍，其精阳气上走于目而为睛。"提示眼睛与全身脏腑之间，有许多经络相互连接，构成了具有一定联系的有机整体。正因为众多经络不断地往眼输运气血，眼才得以发挥正常的视觉功能。经络气血流畅功能正常是目能运动、视物的保证。若经络气血阻滞，目中气血不能运行，清窍闭塞，神光不能发越而成近视。《证治准绳·杂病·七窍门》则是这样描述的："此证非谓禀受生成近觑之病，乃平昔无病，素能远视，而急然不能者也，盖阳不足阴有余，病于火者，故光华不能发越于外，而偎敛近视耳。"说明近视不仅与平时不良用眼习惯有关，主要的发病原因起源于脏腑经络。精气是构成人体并维持生命活动的物质基础。《灵枢·大惑论》曰："阴阳合抟而精明也。"阴阳乃目视精明之基础，肾所寓阴阳直接影响眼的视觉功能。先天肾气为小儿生长发育的动力，但肾的元阴元阳在出生之后，全由后天之本的脾化生气血以滋养。由于小儿生长发育迅速，而脾胃的运化功能尚未健全，相对感到不足，势必影响先天之气。小儿天癸未至，其肾水不足易见，而后天之气之所以能够化生气血，又必须依赖先天之气的温运资助。小儿肾气未盛，脾亦不足。故万氏在《育婴家秘·五脏证治忌论》中，将此总结为"脾常不足肾常虚"。故脾阴不足，肾阴亦亏。肾为先天之本，赖后天之本脾的滋养。脾病易致肾失养，而耗损肾中先天精气。

中医学对儿童近视早有记载，《目经大成》首次提到"近视"，并称其为"脾肾虚损，泄不已，因而近视"。傅仁宇在《审视瑶函·内障》中阐释"肝经不足肾经病，光华咫尺视模糊"和"阳不足，阴有余，病于少火者也"；《仁斋直指方论·眼目》云"肝肾之气充则精彩光明，肝肾之气乏，则昏蒙晕眩，肝肾阴虚，则易患近视"。《证治准绳·杂病》中指出"盖能近视不能远视者，多由命门真火不足，为病则光华偎敛，肾中真阳不足以回光自照"；陈达夫在《陈达夫中医眼科临床经验》中提到，"能近怯远，是肝肾不足，精血亏虚，目失濡养，导致疏泄失职，气机不利"。并有"禀受生成近觑"与"久视伤睛成近觑"的不同论述。与现代医学对近视病因主要为遗传和环境两大因素的认识颇为吻合[27]。儿童及青少年近视，"经气失达、神光发越受阻"是发病的外在表现，而脏腑亏虚特别是"脾肾亏虚"是发病的关键因素。

传统中医学没有对儿童弱视直接命名，一般据临床特征将其纳入"视瞻昏渺"、"目暗不明"、"小儿通睛"、"小儿青盲"等范畴。古代医家认为眼的功能与五脏之盛衰密切相关，尤其是肝、脾、肾三脏的功能正常才能使精充目明。《灵枢·大惑论》中说眼乃承五脏六腑之精气，五脏六腑精气充盛则眼目清明；《异授眼科》中有一问答："何以目视物不真？"答曰"脾虚也"。五行中，肝木脾土，木克土，土虚则不可胜木，故视物不真。

参 考 文 献

[1] 周军，吴启功. 中药治疗针眼 80 例临床观察[J]. 中国社区医师，2011（8）：126

[2] 官兴龙. 自拟蒲公英加味汤治疗眼丹 58 例疗效观察[J]. 云南中医中药杂志，2009（10）：80

[3] 韩雪，王艳玲，杨春香. 自拟霰失汤治疗霰粒肿的临床观察[J]. 中国卫生标准管理，2016（19）：121-122

[4] 周筱荣，李洁，万明宝. 辨证治疗睑缘炎 36 例[J]. 中医临床研究，2013，5（17）：66-67.

[5] 李晓华，李锦，王勤，等. 归脾汤加减合针刺治疗眼睑痉挛 40 例[J]. 中国中医药科技，2013，20（5）：538-539

[6] 周潇. 中医辨证分型治疗眼睑带状疱疹[J]. 光明中医，2010，25（9）：1617-1618

[7] 刘益群. 胞睑疾病治法简介[J]. 安徽中医学院学报，1982（1）：29-30

[8] 李江梅. 针刺联合泻黄汤治疗霰粒肿 77 例[J]. 云南中医中药杂志，2013，34（1）：43

[9] 张明亮，张健. 张怀安老中医治疗胞睑疾病八法[J]. 陕西中医，1990，11（9）：387，404

[10] 李秋明，郑广瑛. 眼科应用解剖学[M]. 郑州：郑州大学出版社，2002：251-263

[11] 廖品正，陆绵绵. 中医眼科学[M]. 上海：上海科学技术出版社，1986：67-71

[12] 李凤鸣. 中华眼科学[M]. 第 2 版. 北京：人民卫生出版社，2005：902-926

[13] 南炳辉. 卢丙辰教授治疗花翳白陷经验[J]. 中国中医药现代远程教育，2010，8（19）：1

[14] 李晟，代丽娟. 王明芳教授辨证治眼外伤和黑睛病的经验[J]. 四川中医，2008，26（1）：4-6

[15] 杨树立. 从角膜软化症看脾主运化功能[J]. 河北中医，1980（4）：7-8

[16] 李坤吉，李巽芳. 老中医治疗云翳经验[J]. 四川医学，1982，3（5）：305-306

[17] 田继良. 补益法治疗角膜病变[J]. 四川中医，1988（4）：47

[18] 汪剑，和中浚. 从《审视瑶函》内治八法看眼科方剂的配伍特点[J]. 山东中医杂志，2007，26（11）：732

[19] 段俊国，毕宏生. 中西医结合眼科学[M]. 北京：中国中医药出版社，2016：220-225

[20] 曹勤. 试论黄斑病变从脾论治[J]. 广西中医学院学报，2003，6（1）：3

[21] 欧扬，周至安. 唐由之教授从气血辨治眼底疑难病的经验[J]. 中国中医眼科杂志，2005，15（4）：187

[22] 周至安，欧扬. 唐由之教授治疗老年性黄斑变性经验[J]. 广州中医药大学学报，2006，23（3）：232

[23] 韩贯宇. 目系病中医证治规律研究[D]. 济南：山东中医药大学，2006

[24] 韦文贵，韦玉英，邱德文. 中医眼科方剂的研究[J]. 贵州医药，1985，5：26

[25] 彭清华. 中医眼科学[M]. 第 9 版. 北京：中国中医药出版社，2012

[26] 朱立鸣，左先邦. 万全"肝常有余，脾常不足"论学术思想探析[J]. 中医儿科杂志，2007，3（6）：10-11

[27] 岳凤娟，王舜杏，胡德峰，等. 从中医"治未病"浅谈近视的防控[J]. 中医眼耳鼻喉杂志，2016，6（2）：61-63

下篇 眼科补土理论运用案例

第四章　补土理论治疗胞睑疾病案例

第一节　补土理论治疗上睑下垂

上胞下垂是指上胞提举无力或不能自行提起，以致睑裂变窄，甚至掩盖部分或全部瞳神而影响视物的眼病。本病相当于西医学之上睑下垂。《目经大成·睑废》曰："众人皆醒我独醉，众人皆醒我独睡。讵知非睡亦非醒，目睫一交永函闭。急闻客自远方来，手攀上睑向明开。宁愿能开不能闭，定睛看杀可憎才。"本病属先天性者，患者自幼即双眼上胞下垂，终日不能抬举，视物时需仰首举额张口，甚至须以手提起上胞方能视物。日久则额皮起皱褶，眉毛高耸。本病属后天性者，双胞下垂，上午轻下午重，或休息后减轻，劳累后重，重者可伴有视一为二、身疲无力、吞咽困难等症。注射新斯的明后症状消失或缓解。

上胞下垂主要由心、脾、肾三脏的异常引起，其中以脾为主。其病因病机主要有两个方面：①先天禀赋不足，命门火衰，心脾阳虚，主肌无力；②脾阳虚，中气不足，主肌无力。本病先天性者，属命门火衰，导致心脾阳虚。心神无力支使于目之开阖，脾阳虚无力主肌肉，故双眼上胞下垂，不能抬举。另有后天性者，多因脾阳虚中气不足，或风痰乘虚阻络，以致肌肉失养而抬举无力。《诸病源候论·目病诸候》曰："若血气虚则肤腠开而受风，风客于睑肤之间，所以其皮缓纵，垂覆于目，则不能开，世呼为睢目，亦名侵风。"

先天性上胞下垂目前多采用手术治疗，然对轻症或不宜手术者，可采用中药试治。对后天性者，可采取针药并用治疗。对先天性者，患者自幼双眼上睑下垂，无力抬举，视物时仰首举额张口，或以手提睑，考虑命门火衰脾阳不足。命门乃五脏六腑之本，十二经脉之根，元气之所系。先天禀赋不足，命门火衰，则脏腑、经络阳气不足。脾阳不足，约束失养，睑肌无力，则胞睑垂缓难睁。是故命门火衰，导致脾阳不足，可引起上胞下垂。治疗上采取温肾阳、益化源之法。方药予右归饮加减。方中熟地黄、山药、山萸肉、枸杞子培补肾阴；肉桂、附子温肾阳，补命门之火，且助脾之阳；杜仲强肾益精，炙甘草补中益气，加人参、白术则可助附子温补脾阳，共达补命门、助脾阳之功。对于后天性者，患者上胞下垂，晨起病轻，午后加重。症重者，眼珠转动不灵，视一为二，并有周身乏力，甚至吞咽困难等，考虑脾虚失运中气不足。"约束"为肌肉之精，脾主肌肉，今脾虚中气不足，脾阳不升，睑肌无力故上胞下垂，眼带失养则眼球转动不灵，因脾不转输精气于四肢，故身疲乏力。咽主通利水谷，脾胃阳气虚，故吞咽无力。午后阳气衰，故症状较午前加重。采用升阳益气之法，予补中益气汤加减。方中黄芪、人参、白术、甘草益气健脾补中；当归补血，陈皮健脾行气，升麻、柴胡升阳举陷，共奏升阳益气之功，并与针刺疗法联用，可予攒竹透睛明，鱼腰透丝竹空，太阳透瞳子髎，并配用足三里、三阴交等，每日或隔日1次，10次为1个疗程。

案例一

王某，男，15岁，于2015年5月17日初诊。

主诉 双眼上睑下垂3周。

现病史 患者重症肌无力病史，3周前无明显诱因发现双眼上睑下垂，晨轻暮重。患者全身乏力，食少便溏，舌淡胖有齿痕，苔白，脉细无力。

专科检查 视力：右眼为0.8，左眼为0.8。双眼上睑下垂，遮盖角膜缘约4 mm，上睑抬举困难。

中医诊断 上胞下垂。

中医证型 脾虚气弱证。

西医诊断 ①上睑下垂（双眼）；②重症肌无力眼睑型。

治法 补中健脾，升阳益气。

中药处方 予补中益气汤加减。

党参20g，白术15g，黄芪20g，炙甘草6g，当归15g，陈皮10g，升麻10g，柴胡10g，山药15g，防风10g，羌活10g，钩藤10g，白附子10g，僵蚕10g。

水煎服，每天1剂，分次温服，共7剂。

2015年5月24日二诊

刻下症 患者双眼上睑抬举困难症状稍改善。舌质淡胖有齿痕，苔薄白，脉细。

原方续服7剂。

按语

本病的病位虽发生在眼之胞睑，但按眼科的五轮学说和五轮辨证来说，胞睑属于肉轮；脾主肌肉，在五行属土，故本病内应于脾土。因此本病的治疗思路应从治脾为主来考虑。本病为重症肌无力眼睑型，主要表现为胞睑下垂，无力抬举，且患者伴有全身乏力、食少便溏等症状，因此从病因病机来思考，患者为脾虚气弱，脾的运化无力，气血生化不足，清阳不升，中气下陷，故无力抬举、胞睑下垂。另一方面，从脾胃与胞睑的生理方面来看，脾主运化，输精于目；脾升清阳，通至目窍。故李东垣特别注意脾与目的关系，其在所著的《兰室秘藏·眼耳鼻门》中更明确指出："夫五脏六腑之精气皆禀受于脾，上贯于目……"脾运化水谷之精，有滋养肌肉的作用，眼睑肌肉得脾之精气充养，则眼睑开阖自如，眼珠转动灵活。

治疗上当以健脾益气、升阳举陷为主，故方选补中益气汤，方中党参、白术、黄芪、炙甘草健脾益气；升麻、柴胡、陈皮升阳理气。同时方中辅以羌活、防风、钩藤以祛风散邪；白附子、僵蚕以祛痰通络。

案例二

叶某，女，56岁，2017年12月3日初诊。

主诉 双眼上睑下垂伴视物疲劳1个月余。

现病史 患者1个月余前无明显诱因发现双眼上睑下垂，早晨起床时轻，下午加重，纳差，体倦。患者多次于外院就诊治疗，用过"新斯的明"、"泼尼松"治疗，服药治疗期间稍好转，停药后加重。纳少，易感疲乏，舌质淡，苔白，脉细弱。

专科检查 双眼裸眼视力：右眼为0.6，左眼为0.6。双眼上睑不能上举，仰视头位，额部皮肤皱起，裂隙灯检查双眼上睑下垂遮盖角膜缘3mm，眼球转动如常。

中医诊断 上胞下垂。

中医证型 脾虚气陷证。

西医诊断 重症肌无力性上睑下垂（双眼）。

治法 健脾益气，升阳举陷。

中药处方 予补中益气汤加减。

黄芪20g，党参20g，白术15g，炙甘草6g，当归15g，陈皮10g，升麻10g，柴胡10g，山药15g，防风10g。

水煎服，每天1剂，分次温服，共7剂。

2017年12月10日二诊

刻下症 患者自觉上睑下垂症状稍改善，尤其以晨起时双眼睁开如常。舌质淡红，苔薄白，脉细弱。

原方续服7剂。

按语

本病因病变部位在胞睑，属肉轮，胞睑属脾，脾主肌肉，眼睑开阖与脾气盛衰息息相关。脾为气血生化之源，运化水谷精微；脾主升清，脾气不足则清阳不升，升提乏力，故而导致上睑无力上抬；而清晨人之清阳逐渐升腾，日中隆盛，至午后阳气渐衰，夜间阴盛于阳，故本病晨轻夜重。本病患者全身情况亦为脾气虚弱、脾阳不足之象，如患者脾虚则纳少、乏力，舌淡苔白，脉细弱。

方中党参、黄芪、白术、山药、炙甘草均为甘温之品，"甘者中之味，温者中之气，气味皆中，故足以补中气"，故多药合用，共奏健脾益气之功；同时白术甘而微燥，故能健脾；当归质润辛温，故能补血而泽土，白术以燥之，当归以润之，则不刚不柔而土气和也。升麻、柴胡升阳举陷，助脾升举清气，如《审视瑶函》

曰："盖天地之气一升，则万物皆生，天地之气一降，则万物皆死，观乎天地之升降，而用升麻、柴胡之意，从可知也。"补药多滞，故用少量的陈皮健脾以防滞。脾胃健，清气升，则诸症可愈。

案例三

李某，女，53岁，2019年7月16日来诊。

主诉　右眼上睑下垂3个月。

现病史　患者3个月前无明显诱因出现右眼上睑下垂，晨轻暮重，劳累后症状亦加重，四肢乏力，容易疲劳。舌淡，苔薄白，脉细。

专科检查　右眼上睑下垂，遮盖角膜4mm。

中医诊断　上胞下垂。

中医证型　脾气虚弱。

西医诊断　重症肌无力性上睑下垂（右眼）。

治法　健脾益气。

中药处方　予补中益气汤加减。

黄芪20g，川芎15g，炙甘草15g，白术10g，陈皮10g，升麻10g，当归10g，柴胡10g，茯苓15g，党参20g。

水煎服，每天1剂，分次温服，共7剂。

2019年7月23日二诊

刻下症　右眼上睑下垂减轻，上睑遮盖瞳孔缘2mm，疲劳感减轻。舌淡，苔薄白，脉细。

再予补中益气丸维持口服巩固疗效。随诊诉症状稳定。

按语

重症肌无力是一种自身免疫性疾病，由神经肌肉交接处兴奋传递障碍引起，其中最为常见的是上睑提肌受累，从而导致眼睑活动障碍。目前常用的治疗方法包括胆碱酯酶抑制药、免疫抑制药、胸腺摘除术等。但由于该病属慢性疾病，病程长，长期使用上述药物会出现多种不良反应。

现代中医学将重症肌无力性上睑下垂归属于"上胞下垂"的范畴，胞睑在脏属脾、而脾主四肢之肌肉。本案例中，患者上胞下垂是由于脾气虚弱，上胞提举乏力，掩及瞳神，晨起或休息后较轻，午后或劳累后加重；伴有神疲肢倦等症，舌淡，苔薄，脉细。本案例综合患者情况，四诊合参，以补中益气汤加减调治。补中益气汤具有补中益气、升阳举陷之功效，取经典甘温之剂，补其中而升其阳。方中重用黄芪，味甘微温，入脾肺经，补中益气，升阳固表，配伍党参、炙甘草、白术补气健脾，与黄芪合用时，以增强其补中益气之功。血为气之母，气虚时久，营血亏虚，故用当归养血合营，协人参、黄芪以补气养血；川芎为血中之气药，方中加入川芎以行气开郁，活血通络；陈皮理气和胃，使诸药补而不滞。并以少量升麻、柴胡升阳举陷，协助升提下陷之中气。诸药合用，使气虚者补之，元气内充，清阳得升，则诸症自愈。

第二节　补土理论治疗睑腺炎

针眼是指胞睑近睑弦部生小疖肿，形似麦粒，易于溃脓的眼病，又名土疳(《证治准绳·杂病·七窍门》)、土疡(《目经大成·五色疡》)，俗名偷针(《诸病源候论·目病诸候》)。《审视瑶函》曰："此症谓胞上生毒也，俗号为偷针。有一目生而传两目者，有止生一目者。有微邪不出脓血而愈者，有犯触辛热燥腻、风沙烟火，为漏、为吊败者，有窍未实，因风乘虚而入，头脑俱肿，目亦赤痛者。所病不一，因其病而治之。"本病相当于西医学的睑腺炎。其临床表现为初起胞睑微痒痛，近睑弦部皮肤微红肿，继之形成局限性硬结，并有压痛，硬结与皮肤相连。若病变发生于靠小眦部者，红肿焮痛较剧，并可引起小眦部白睛赤肿。部分患者可伴有耳前或颌下淋巴结肿大及压痛，甚至伴有恶寒发热、头痛等全身症状。本病轻者可于数日内自行消散，重者3～5日后，于睑弦近睫毛处出现黄白色脓头，形如麦粒。待肿疡溃破，脓出则痛减肿消。发于睑内面者，赤痛较重，常见睑内局部充血，并露出黄色脓点，可以自行溃破。

针眼的发病其外因为风邪，内因责之于脾胃，其病因病机主要有以下三个方面：一是风邪外袭，客于胞睑而化热，风热壅阻于胞睑皮肤肌腠之间，灼铄津液，变生疮疡，发为本病。二是过食辛辣炙煿，脾胃积热，循经上攻胞睑，致营卫失调，气血凝滞，局部化热酿脓。三是余邪未尽，热毒蕴伏，或素体虚弱，卫外不固，易感风邪者，常反复发作。

对本病的治疗，原则上在未成脓时，应辨其风热或脾胃热毒上攻而分别施治，以达退赤消肿促其消散之目的。已成脓者，当促其溃脓或切开排脓，促其早日痊愈。

风热外袭型，主要表现为病初起，局部微有红肿痒痛，并伴有头痛、发热、全身不适等，舌苔薄白，脉浮数。本证风与热邪皆能作痒，风胜、热胜亦皆致肿。今风热之邪客于胞睑，故胞睑红肿而痒。所见全身症状均为风热袭表之征。治宜疏风清热，予银翘散加减。本方以薄荷、豆豉、荆芥、桔梗、牛蒡子疏风解表，金银花、连翘清热解毒，配竹叶、芦根、甘草以助清热。本病初起证偏风重者，可加桑叶、菊花；证偏热重者，可去荆芥、豆豉，加黄连、黄芩以助清热解毒。

热毒上攻型，主要表现为胞睑局部红肿，硬结较大，灼热疼痛，伴有口渴喜饮、便秘溲赤、苔黄脉数等。考虑为脾胃蕴热，积久热毒上攻胞睑，阻滞脉络，营卫失调，故疖肿红赤焮痛。内热重，故伴口渴喜饮、便秘溲赤、苔黄脉数等症。

治疗当清热泻火解毒，予泻黄散合清胃散加减。方可予石膏、炒山栀清脾胃积热，黄连泻火解毒，防风助散伏火，生地黄、牡丹皮凉血清热，藿香理气，当归和血，二药调和营卫，升麻清热解毒，引药入阳明，共奏清热泻火解毒之功。若有便秘可加大黄、芒硝；口渴加天花粉以清热生津，且有助于消肿排脓。

脾胃伏热或脾胃虚弱型，主要表现为针眼反复发作，但诸症不重。考虑原患针眼，余邪未清，脾胃伏热，不时上攻胞睑，阻滞脉络，或脾胃虚弱，气血不足，正气不固，时感外邪，以致本病反复发作。由于正气虚，邪气不盛，故诸症不重。治疗以清解脾胃伏热，或扶正祛邪为法。属脾胃伏热者，宜选清脾散加减。方中以石膏、栀子、黄芩清脾胃积热，为主药；防风、薄荷、升麻助主药发散郁伏之火；赤芍凉血，散血分瘀热；枳壳、藿香、陈皮、甘草理气和中，振复脾胃气机。诸药合用，共收泻脾伏火、调理脾胃气机的作用。

属脾胃虚弱者，宜选四君子汤为基础，酌加当归、白芍、山楂、神曲、麦芽等，健脾益气，和血消滞，配伍解毒排脓之品，使其标本兼顾，以收扶正祛邪之功。

案例一

黄某，女，7 岁，2015 年 3 月 13 日初诊。

主诉 右眼睑红肿疼痛 3 天。

现病史 3 天前食用辛辣之品后出现右眼上睑红肿疼痛，伴纳差，大便干，小便黄，舌红，苔黄，脉数。患儿平素喜食辛辣之物。

中医诊断 针眼。

中医证型 脾胃积热。

西医诊断 睑腺炎（右眼）。

治法 清热泻脾，解毒散结。

中药处方 予清热泻脾散加减。

黄芩 15g，栀子 15g，防风 10g，生石膏 20g，紫花地丁 15g，茯苓 10g，野菊花 15g，连翘 20g，川芎 15g，灯心草 5g，山楂 15g，甘草 5g。

水煎服，每天 1 剂，分次温服，共 6 剂。

2015 年 3 月 19 日二诊

刻下症 右眼上睑红肿明显消退，无压痛。

按语

本病患儿因平素喜食辛辣之物，故脾胃积热，热毒上攻而出针眼，在药物治疗的同时应饮食清淡，多饮水，改变饮食习惯，防止病情反复。《素问·奇病论》谓"肥者令人内热，甘者令人中满"，小儿时期有"脾常不足"的生理特点，如过食肥甘厚味，易导致脾胃积热，从而引发各种疾病，故治疗上以清脾泻热为法，采用清热泻脾散加减。清热泻脾散出自《医宗金鉴》，方中石膏、山栀子清脾胃积热；黄芩、黄连清气分热邪；生地黄清热凉血养阴；灯心草清热除烦；连翘、野菊花、紫花地丁清热解毒，佐茯苓健脾利湿，引药归经，川芎活血通络，山楂健胃理气，甘草调和诸药。本方清泻脾经之火，滋养阴津，可治疗阴经火盛、热毒上攻之证。

针眼有因风热相搏客于胞睑者，有因过食辛辣炙煿等物以致湿热蕴脾上攻于目者。二者均使营卫失调、气血凝滞，热毒客阻于胞睑皮肤经络之间，导致针眼形成，适当运用清泻脾胃热毒之品，能起到较好的疗效。

本病的治疗难点在于易复发、易多发、常反复，甚者此起彼伏，眼睑多处新旧病变，故治疗上，还要注意全身调理。因反复发作的患者常虚实夹杂，寒热并见，故治疗上要扶正祛邪、补虚清热同时并举，如脾虚胃热者，应健脾益气，清热和胃；如脾虚湿热中阻者，宜健脾祛湿，理气和中；如脾虚胃燥者，需健脾润燥；如脾虚肝旺、肝胃不和者可肝脾同调、肝胃同治。

案例二

陈某，男，9岁。2017年1月6日初诊。

主诉 右眼上睑红肿疼痛1周。

现病史 右眼上睑红肿疼痛曾反复发作，局部外点眼药水效果不佳。查：右眼上睑外侧局部红肿，触之有结节，轻压痛，平素纳差，舌淡，苔薄白，脉细弱。

中医诊断 针眼。

中医证型 脾虚胃弱。

西医诊断 睑腺炎（右眼）。

治法 健脾益胃。

中药处方 太子参8g，炙黄芪8g，茯苓6g，白术10g，陈皮9g，神曲10g，山楂10g，当归10g，连翘10g。

水煎服，每天1剂，分次温服，共5剂。

2017年1月11日二诊

刻下症 右眼上睑红肿减轻，胃纳可。

予继服5剂，随访半年未发。

按语

睑腺炎属于中医学之"针眼"，又名"偷针"，本病多见于儿童，且儿童更易复发，亦可多个病灶同时出现。因小儿肝常有余，脾常不足且易虚易实，因此小儿脾虚而常致气血不足，或卫外不固，或体虚气弱，易邪气入侵，邪气客于胞睑，郁久化热，致使气血瘀滞，邪留于胞睑之内，甚者热盛肉腐，肉腐成脓。同时患儿多饮食不调，脾胃受损，胃纳不佳，气血生化之源，体质虚弱，故易反复发作，治疗时常余邪未尽，正气已虚，故治疗时当扶正祛邪，健脾养血。方中参、芪、苓、术益气健脾，陈皮、神曲、山楂健胃和中，当归补血养阴，连翘散结解毒，合为扶正祛邪之剂。

第三节　补土理论治疗睑板腺囊肿

胞生痰核是指胞睑内生核状硬结，逐渐长大，而又不红不痛的眼病（《眼科易知》）。由于睑内核状硬结主要因痰湿阻结胞睑脉络而起，故得此名。本病又名疣病（《原机启微·血气不分混而遂结之病》）、脾生痰核（《证治准绳·杂病·七窍门》）、眼胞痰核（《医宗金鉴·外科心法要诀》）等。《审视瑶函》曰：“此症乃脾外皮内，生颗如豆，坚而不疼。火重于痰者，其色红紫，乃痰因火滞而结。此生于上脾者多，屡有不治自愈。有恣辛辣热毒酒色斫丧之人，久而变为瘿漏重疾者，治亦不同。若初起知劫治之法，则顷刻而平复矣。”《原机启微·血气不分混而遂结之病》曰：“大抵血气如此，不欲相混，混则为阻。阻则成结。结则无所去还，故隐起于皮肤之中，遂为疣病。然各随经络而见。疣病自上眼睑而起者，乃手少阴心脉，足厥阴肝脉，血气混结而成也。初起时，但如豆许。血气衰者，遂止不复长。亦有久止而复长者。盛者则渐长，长而不已，如杯如盏，如碗如斗，皆自豆许致也。”本病相当于西医学之睑板腺囊肿。

胞生痰核的病因病机主要有恣食炙煿，脾胃蕴热生痰，痰热相结，阻滞经络，致气血受阻，混结于睑内，逐渐隐起而发为本病。该病在临床上常见两种情况。一为胞睑内隐起硬结，扪之很小，外观不显。渐长大后，可见睑内有局限性隆起，但皮色不变。此硬结扪之可活动而不与睑皮肤粘连，生长缓慢，有的长到一定程度则静止，也不溃破。一般为单发，也有多发者。好发于上胞，个别也可生于下睑较小型者，一般在睑内无显著改变，也无自觉症状。较大者，可见在睑内相对应之处呈青灰色或紫红色，眼睑可有重坠感。二为睑内硬结生长迅速者，长到一定程度可在睑内自溃。溃后不易收口，且在溃口处生肉芽，长期不愈。患者有摩擦感或有隐痛。也有少数可从皮肤面穿破。

胞生痰核的治疗自古以来多以手术为主，但也有不少单用药物治疗之记载。若用药物治疗可以消散者，则不必强求手术。按中医辨证，该病可分二种证型，即痰湿阻结型与火重于痰型。

痰湿阻结型较小者无任何自觉症状，较大者可有眼睑重坠感。查局部，小型者望诊无异常，触诊可于胞睑中扪到坚硬而可推动、与皮肤不粘连的硬结。若渐长而较大者，除扪到圆形硬结外，相对应处睑皮肤可见隆起，或可见相对应的睑内呈青灰或紫红色，舌淡苔薄白，脉缓。痰湿阻滞胞睑脉络，气血不能循常道畅行而瘀阻于胞睑内，气血凝结，逐渐隐起而成硬结。日久阻滞越重，硬结渐长大，有碍胞睑开阖而感重坠。舌脉亦呈痰湿内蕴之征。治以化痰散结为法，方用化坚二陈丸加减。

痰热阻结型见胞睑胀痛而痒，眼有沙涩感或睑肿难睁。查局部，轻者胞睑皮色微红，重者红肿；睑内红赤或紫红，甚则溃脓，舌红苔黄白，脉滑数。考虑为痰热相结，阻滞脉络，热邪偏重，郁久化火，或复受外邪，客于受阻脉络，致病情较重而显火热之象，胞睑红赤，重者红肿，睑内红赤，重则紫红。火灼津液也可酿脓。舌脉亦属痰热之征。治以清热散结为法，予清胃汤加减。

案例一

林某，女，4.5 岁，2018 年 12 月 6 日初诊。

主诉 左眼下睑硬结反复生长 1 年余。

现病史 患儿家长代述：患儿左眼下睑硬结 1 年来反复生长，使用多种眼膏未见好转。现症见咳嗽，咯痰，夜晚出汗，舌质淡，舌苔微黄腻，脉数。

专科检查 患者左眼下睑局限性肿胀，硬结隆起，若豌豆大小，触之质硬，局部皮肤无发红。结膜无充血，角膜透明。

中医诊断 胞生痰核。

中医证型 脾虚胃热。

西医诊断 左眼睑板腺囊肿。

中药处方 予四君子汤合清胃汤加减。

太子参 6g，茯苓 5g，白术 5g，甘草 3g，黄连 5g，石膏 8g，生地黄 6g，牡丹皮 5g，当归 5g，竹茹 5g，浙贝母 3g。

水煎服，每天 1 剂，分次温服，共 7 剂。

2018 年 12 月 13 日二诊

刻下症 患儿左眼下睑硬结基本消退。舌淡红，苔薄白，脉数。原方去竹茹、浙贝母，加猫爪草 6g。

中药处方 太子参 5g，茯苓 5g，白术 5g，甘草 3g，黄连 5g，石膏 5g，生地黄 6g，牡丹皮 5g，当归 5g，猫爪草 6g。

水煎服，每天 1 剂，分次温服，共 7 剂。

眼睑局部肿胀全消，未触及硬结，且半年后随访未复发。

按语

本病因痰热郁结凝滞于胞睑而发病，脾胃蕴热生痰，痰热相结，兼之外感风邪，风热相搏，故伴咳嗽、咯痰。但患者病程迁延日久，反复发作，且舌质淡，故有脾虚的体质，故治疗在原有软坚散结、化痰除湿的基础上，当注意"久病多虚、久病多郁、郁久化热"的疾病传变过程，而适当应用健脾、散结、清热、化瘀的药物，若有热象可适当增加清热之药物。该患儿首诊有苔黄腻、脉数的舌脉征象，提示有痰热之证，故予竹茹、浙贝母清热化痰、软坚散结。二诊时舌淡红，苔薄白，表明内热不重了，故原方去竹茹、浙贝母，予猫爪草，猫爪草有化痰散结、解毒消肿之功效，且较之化痰的竹茹、浙贝母相比，性温而不凉，不伤脾胃。继续同原方中的其他药物，达到健脾补虚、清胃化痰、软坚散结的作用。

胞生痰核西医学称睑板腺囊肿，患者常有复发，小儿患者尤甚。本病多由饮食不节，以致胃肠蕴热与湿痰混结，阻塞经络，隐起于胞睑之间而成。眼睑属于中医眼科五轮学说的肉轮，该病复发多与脾胃和痰湿有关。该病虚实夹杂，实以痰湿为主，虚则以脾胃虚为主。若有脾气虚表现的患者睑板腺囊肿治疗后较为容易复发。若脾失健运，痰湿自内生，复感风湿热邪，郁于肌肤腠理，反复发作，痰湿不化，阻塞经络，聚于胞睑之间。因此在预防儿童睑板腺囊肿复发的治疗上应重视健脾清胃，化痰散结。

从该病例来看，补土理论的补脾土之法也不只是补益脾胃，其包含的内涵远不止于补益，调脾胃、疏脾土、清脾胃积热也是补土流派的治法，同是补土理论的内容。

案例二

颜某，女，7 岁，2018 年 5 月 10 日来诊。

主诉 右眼上睑硬核生长 1 个月余。

现病史 患者家长代述：患者 1 个月余前出现频繁眨眼，喜揉眼，家长未予重视，后发现患儿右眼上睑有绿豆大小硬结，遂至我院门诊就诊。家长述患儿平素胃稍纳差，易食积，大便烂。患儿来诊，形体偏瘦，舌质淡，舌白微腻，脉缓。

专科检查 右眼上睑内硬核，皮色如常，按之不痛，结膜充血（-），角膜透明。

中医诊断 胞生痰核。

中医证型 脾气虚弱，痰湿阻结证。

西医诊断 睑板腺囊肿（右眼上睑）。

治法 益气健脾，化痰散结。

中药处方 予参苓白术散合化坚二陈汤加减。

党参 10g、白扁豆 10g、炒白术 10g、焦山楂 5g、鸡内金 5g、制半夏 5g、茯苓 10g、白僵蚕 2 条、川连 5g、陈皮 10g、山药 10g、砂仁 5g、薏苡仁 5g、生甘草 5g。

水煎服，每天 1 剂，分次温服，共 7 剂。

2018 年 5 月 17 日二诊

刻下症 患儿右眼上睑内硬结明显变小，家长述患儿胃口明显改善，未再出现食积。舌质淡，舌白微腻，脉和缓。原方去制半夏。

中药处方 党参 10g、白扁豆 10g、炒白术 10g、焦山楂 5g、鸡内金 5g、茯苓 10g、白僵蚕 2 条、川连 5g、陈皮 10g、山药 10g、砂仁 5g、薏苡仁 5g、生甘草 5g。

水煎服，每天 1 剂，分次温服，共 7 剂。

半年随访未复发。

按语

脾失健运，痰湿内聚，上阻胞睑脉络，与气血混结而成本病。脾为后天之本，主运化，能把人体摄入的水谷转化为水谷精微，并把水谷精微转输到全身各个脏腑。脾气健旺，运化水液功能正常，水精四布，自然无水湿痰饮；若脾气不足，运化水液的功能障碍，痰湿内生，痰湿产生之后，又反过来困遏脾气。

胞睑属五轮中的肉轮，内应属脾。本病硬核虽在胞睑，但溯其源，病本在脾土，故治疗应侧重益气健脾、化痰散结，脾健运，则痰湿自化，方用参苓白术散加化坚二陈汤治之。方中党参健脾益气以培土，土旺而水有制则痰湿化而散也；白扁豆、炒白术、砂仁、薏苡仁、茯苓，重在祛湿健脾；焦山楂、鸡内金健脾消食化积；制半夏、白僵蚕、陈皮燥湿理气散结；硬核日久，郁而化热，川连清郁热，兼燥湿；生甘草调和诸药。

该病例提示，采用补土理论指导治疗胞生痰核可以取得良好效果，因为补土之法的健脾胃、补脾土，其最终的目的是通过健旺的脾胃发挥运化水湿之功，即通过健脾以渗湿，使湿去而痰无生成之源。

第四节　补土理论治疗眼睑皮炎

眼睑皮炎指胞睑皮肤红赤如涂朱，灼热疼痛，起水疱或脓疱，甚至溃烂的眼病。病变累及黑睛，则形成翳障。常见的有过敏性眼睑皮炎、单纯疱疹病毒性眼睑皮炎和带状疱疹病性眼睑皮炎。《秘传眼科龙木论》称之为"风赤疮痍"。

本病的病因病机主要包括以下方面：①脾经蕴热，外感风邪，风热之邪循经上犯胞睑。②外感风热邪毒引动内火，风火之邪上攻胞睑，以致胞睑皮肤溃烂。③脾胃湿热，复感风邪，风湿热邪循经上攻胞睑而发。

本病多采用内外兼治之法。外治可针对病因滴眼药水眼膏。若有溃烂者，可用 0.5%新霉素溶液湿敷，每日 3～4 次。可用地肤子、苦参、蛇床子、蒲公英各 30g 煎水滤去药渣，取液待凉外洗，每日 2～3 次。

本病虽由风邪引动，然病发之后，风邪化热化火，故治疗不以祛风为主，而以清热泻火为主。脾经风热证表现为胞睑灼痒肿痛，皮色红赤，起泡，渗出黏液。治以清脾热、除风邪为法，予除风清脾饮加减，方中大黄、玄明粉、知母、黄芩、黄连、连翘有清脾胃、泻热毒之效，大黄配玄参、生地黄具有清热凉血散瘀之效，荆芥穗、防风具有疏风散邪的作用，桔梗具有开宣上焦之效，陈皮可理气调中、护卫气，若无便秘者，可去大黄、玄明粉，加赤芍以凉血散瘀。风火上攻者表现为胞睑红赤如涂朱，焮痛难忍，局部溃烂，治宜清热解毒、疏风散邪，予普济消毒饮加减，方中加赤芍、丹皮以凉血活血，可增退赤止痛的作用。风热湿毒壅盛者表现为胞睑红赤焮痛，水疱簇生或生脓疱，甚至溃破糜烂，渗出黏液，治以祛风除湿、泻火解毒为法，方药予除湿汤（连翘、滑石、车前子、枳壳、黄芩、黄连、木通、陈皮、荆芥、茯苓、防风、甘草）加减，方中若加土茯苓、金银花、蒲公英、紫花地丁等，则更增清热解毒之力。肝脾毒热证表现为胞睑红赤痒痛、水疱、脓疱簇生，患眼碜涩疼痛，畏光流泪，胞轮红赤或白睛混赤，黑睛生星翳或黑睛生翳溃烂；全身可见头痛发热，口苦，溲黄便结；舌红苔黄，脉弦数，治以清热除湿、散邪退翳之法，方药予龙胆泻肝汤加减，可于方中加地肤子、白鲜皮、金银花、防风以助疏风散邪。

本病应注重预防与调护，平素注意增强体质，精神舒畅，避免过劳及感冒。饮食宜清淡，忌食辛辣肥甘厚味。尽量保持患处皮肤清洁干燥，切忌搔抓揉搓，以免变生他症。

案例一

李某，女，53岁，2018年7月13日初诊。

主诉 双眼眼睑红痛3周。

现病史 患者3周前无明显诱因出现双眼上下眼睑红肿，伴疼痛、瘙痒，局部破溃，于外院就诊，诊断为单纯疱疹性眼睑皮炎，口服及外用药物治疗后症状可稍改善，但时有反复，红肿难退。近3天眼睑红痒肿痛再发，遂至我院就诊。纳、眠可，大便偏烂，小便调。舌红，苔黄，脉数。

专科检查 双眼上下眼睑红肿，局部皮损、渗出，余未见异常。

中医诊断 风赤疮痍。

中医证型 热毒炽盛，风火上攻。

西医诊断 单纯疱疹性眼睑皮炎（双眼）。

治法 清热解毒，疏风散邪。

中药处方 予普济消毒饮加减。

黄芩15g，黄连15g，甘草6g，玄参15g，柴胡15g，连翘10g，桔梗10g，板蓝根10g，牛蒡子10g，薄荷（后下）10g，僵蚕10g，升麻10g，赤芍10g，陈皮5g，黄芪15g。

水煎服，每天1剂，分次温服，共5剂。

2018年7月18日二诊

刻下症 患者双眼睑红肿减轻，无明显疼痛症状。

原方继续服用3剂，后红肿基本消退。

按语

单纯疱疹性眼睑皮炎中医称为风赤疮痍，源于《秘传眼科龙木论·风赤疮痍外障》，治疗不及时或不当容易诱发皮肤感染、角膜炎等[1]。本病病机为脾经蕴热，外感风热邪毒引动内火，风火之邪上攻胞睑，故眼睑红肿、瘙痒。患者大便偏烂，舌红、苔黄、脉数，考虑兼有脾胃湿热，土盛侮木，脾病及肝，肝脾同病，复感风邪，故眼睑红肿痒痛时有反复。本病采用普济消毒饮加减治疗。普济消毒饮出自《东垣试效方》，具有清热解毒、疏风散邪的功能。方中黄芩、黄连清热泻火，祛上焦头面热毒；玄参、甘草、桔梗、板蓝根、连翘加强清热解毒、消肿散结之功；牛蒡子、柴胡、薄荷、僵蚕、升麻疏散头面风热；赤芍清热凉血、祛瘀消肿止痛；陈皮理气疏壅、顾护脾胃。

因本病病位在胞睑，同时累及头额、颜面皮肤，胞睑为肉轮，肉轮属脾，故本病在脏为脾；病性属实，或以实证为主；病因为感受风邪，入里化热，风热邪毒上犯于目；病机为体内热毒炽盛，风火上攻。故治法应清中焦热毒，才能祛上焦风火，故选用《东垣试效方》中的普济消毒饮，该方具有清热解毒、疏风散邪的功效。原方李东垣主要用以治疗热毒炽盛的大头瘟，方中马勃主要作用为清肺利咽、止血，治疗咽喉肿痛，声嘶音哑，鼻衄等。但该患者眼睑病变和头额部皮肤病变为重，无咽喉肿痛，无声嘶音哑、鼻衄出血等症，故去马勃；同时本案患者眼睑皮肤破溃、湿烂，大便偏烂，多为湿热表现，故加黄芩、黄连以清热燥湿，加之患者老年女性，病情反复，故加黄芪以扶正益气固表，达祛邪而不伤正之目的，诸药合用，共奏清热解毒、疏风散邪之功，同时扶正固表。

案例二

梁某，男，19岁，2019年6月11日初诊。

主诉　双眼眼睑红痒3个月。

现病史　患者3个月前无明显诱因出现双眼上下眼睑红肿，伴瘙痒明显，于外院就诊，口服及外用药物治疗后症状可稍改善，但时有反复，红肿难退。近3天眼睑红痒肿痛再发，遂至我院就诊。纳、眠可，大便稀烂，小便调。舌淡、边有齿痕，脉浮。

专科检查　双眼上下眼睑红肿、鳞屑、丘疹。

中医诊断　风赤疮痍。

中医证型　风湿犯目。

西医诊断　眼睑皮炎（双眼过敏性眼睑皮炎）。

治法　祛风除湿。

中药处方一　羌活10g，独活10g，柴胡10g，前胡10g，枳壳10g，茯苓10g，荆芥10g，防风10g，桔梗10g，川芎10g，甘草5g，白术10g，黄芪15g。

水煎服，每天1剂，分次温服，共3剂。

中药处方二　秦皮15g，黄柏15g，花椒10g，薄荷（后下）10g，荆芥15g，防风15g，百部15g。

水煎外洗及热敷患处，每天1剂，共3剂。

2019 年 6 月 14 日二诊

刻下症　患者诉中药内服加外用 2 剂后眼睑红肿即明显减轻，现已基本无瘙痒症状。

嘱再续用 3 剂巩固疗效。后红肿完全消退，随访未见复发。

按语

胞睑在眼科属肉轮，脾胃主之。眼居高位，风邪易犯，胞睑首当其冲，故本病病例为感受风邪，加之患者为脾虚湿困之体，故风湿合而为病，表现为大便稀烂，舌淡，舌边有齿痕，脉浮。治疗以祛风除湿治其标为先，因此方选荆防败毒散为主方；同时患者舌淡，舌边有齿痕，是脾虚的表现，故加白术、黄芪，联合原方中的防风，具有玉屏风散的功效，既可健脾，又可护卫固表，以防风邪再犯。方中荆芥、防风、羌活、柴胡祛风解表，独活祛风除湿，前胡、桔梗、茯苓化痰利湿，黄芪、白术、甘草健脾补中，枳壳、川芎理气活血。再联合外用中药煎剂外洗、热敷，对局部红肿、发痒通过疏风清热、利湿止痒以促进消退和症状消除，则胞睑诸症自除。

眼睑过敏性皮炎临床并不少见，临床亦可归属于中医学之风赤疮痍范畴，患者常眼睑红肿难睁，痒极难忍，为风邪致病的表现，治以祛风为先，但大多临床疗效不佳，如能在祛风的同时，调和脾胃，并酌加益气固表之方药，则可事半功倍。如调和脾胃加白术、川椒、炙甘草；如益气固表常选用玉屏风散。因此，健脾除湿、祛风止痒常获奇效。

参 考 文 献

[1] 彭希. 普济消毒饮加减方治疗单纯疱疹性睑皮炎疗效观察[J]. 内蒙古中医药，2017（19）：11-12

第五章 补土理论治疗泪器疾病案例

第一节 补土理论治疗泪道功能不全

泪道功能不全是指没有泪道器质性阻塞的泪液引流不畅,即泪道冲洗通畅而有溢泪的病证。可单眼或双眼发病。病因较多,部分患者因泪小点外翻导致与泪湖脱离接触,泪液不能通过泪小管的毛细管虹吸作用吸入泪道;此类泪小点外翻患者常因不断擦拭眼泪或泪液本身刺激而加重其眼睑皮炎和睑外翻,形成恶性循环。部分患者因眼轮匝肌松弛,致使泪液泵作用减弱或消失,泪液经泪道和泪囊排出障碍,出现溢泪。鼻泪管瓣膜功能不全时也可引起溢泪症状。本病属中医眼科学冷泪症"迎风流泪"、"无时泪下"的范畴。

目前泪道功能不全西医治疗上病情轻者多采取下睑按摩、睑外侧胶布粘贴法;病情重者可采用外侧睑板条悬吊术、外眦韧带紧缩术、睑板带状切除术、眼睑外眦带状切除术、下睑紧缩术等,但远期疗效差。

从现代医学研究结果来看,"泪道功能不全"的三种类型均与其局部的肌肉松弛或麻痹相关,《素问·痿论》说:"脾主身之肌肉。"脾胃为气血生化之源,全身的肌肉,都需要依靠脾胃所运化的水谷精微来营养,才能使肌肉发达,功能健全。对于"泪道功能不全"的治疗无论是从传统中医辨证思维还是结合现代医学研究成果而言,健脾益气、收摄止泪是非常重要的治疗思路。

案例一

李某,女,72 岁,2016 年 10 月 20 日初诊。

主诉 双眼溢泪 1 年余。

现病史 患者 1 年前无明显诱因出现双眼溢泪,迎风加重,无眼痛,无畏光。既往双眼白内障术后 2 年余。就诊时症见:双眼溢泪,迎风加重,视物模糊,视物易疲劳,乏力,纳差,便溏,舌淡,边有齿印,苔白,脉细。

专科检查 裸眼视力:右眼为 0.5,左眼为 0.6。双眼下睑无明显外翻,但下泪点稍翘起,未在泪湖中与眼球相贴,泪点开口无明显狭窄,按压泪囊区无异常分泌物自下泪点溢出,双眼泪道冲洗通畅。双眼结膜无明显充血,角膜未见浸润灶,前房清,深度正常,瞳孔圆,直径约 3mm,对光反射灵敏,人工晶状体位正,眼后段检查未见特殊。

中医诊断　流泪症。

中医证型　气血亏虚证。

西医诊断　泪道功能不全（双眼）。

治法　补益气血。

中药处方　予八珍汤加减。

党参 20g，白术 15g，茯苓 15g，炙甘草 10g，当归 10g，白芍 15g，熟地黄 10g，川芎 5g，枸杞子 15g。

水煎服，每天 1 剂，分次温服，共 7 剂。

2016 年 10 月 27 日二诊

刻下症　患者精神好转，视疲劳改善，溢泪减轻，大便仍溏烂。原方加山药。舌淡，苔薄白，脉细弱。

中药处方　党参 30g，白术 15g，茯苓 15g，炙甘草 10g，当归 10g，白芍 15g，熟地黄 10g，川芎 5g，枸杞子 15g，山药 20g。

水煎服，每天 1 剂，分次温服，共 14 剂。

2016 年 11 月 10 日三诊

刻下症　患者基本无溢泪，胃纳改善，乏力易疲劳症状明显好转，大便质软，稍成形。眼部检查见双眼下泪点居于泪湖与眼球相贴。守方续服。舌淡，苔薄白，脉沉细。

中药处方　党参 30g，白术 15g，茯苓 15g，炙甘草 10g，当归 10g，白芍 15g，熟地黄 10g，川芎 5g，枸杞子 15g，山药 20g。

水煎服，每天 1 剂，分次温服，共 7 剂，以巩固疗效。

随访未见复发。

按语

泪道功能不全主要是因为泪液的引流功能（即泪泵作用）不全所致，多见于眼轮匝肌麻痹或因疾病、年老而松弛，使泪泵功能被破坏，虽然眼睑泪道通畅，也不能正常地将泪液引流排至鼻腔，故称为"无张力性溢泪"或"功能性溢泪"。从中医学角度出发，"脾主身之肌肉"，人体肌肉丰实有力，离不开脾胃运化水谷精微的濡养，脾胃虚弱，水谷精微不能上达于目，气血生化不足，固摄无力，容易引起睑肌松弛，流泪不止。本例患者年老体虚，双眼溢泪，视物易疲劳，全身伴见乏力、纳差、便溏，结合舌脉，证属气血亏虚，治宜补益气血，方用八珍汤加减。方中党参、白术、茯苓、炙甘草四君健脾益气，当归、白芍、熟地黄、川芎补血养肝，枸杞子补益肝肾、益精养血、补肾明目。诸药合用有补益气血、收摄止泪之功效。二诊更加党参用量，并入山药，以加强健脾养胃、益气养血的作用。

案例二

郑某，男，64 岁，2017 年 12 月 10 日初诊。

主诉 双眼溢泪 3 个月余。

现病史 患者 3 个月前无明显诱因出现双眼流泪，无眼痛，无畏光。就诊时症见：双眼溢泪，迎风加重，视物易疲劳，乏力，纳、眠可，二便调，舌淡红，苔薄白，脉弦细。

专科检查 裸眼视力：右眼为 0.6，左眼为 0.8。双眼下睑无明显外翻，泪点位置正常，泪点开口无明显狭窄，按压泪囊区无异常分泌物自下泪点溢出，双眼泪道冲洗通畅。双眼结膜无明显充血，角膜未见浸润灶，前房清，深度正常，瞳孔圆，直径约 3mm，对光反射灵敏，晶状体轻度浑浊，眼后段检查未见特殊。

中医诊断 流泪症。

中医证型 脾虚气弱证。

西医诊断 泪道功能不全（双眼）。

治法 调养脾胃。

中医处方 患者不欲内服药物，予行针刺治疗。

针刺穴位 承泣、头维、足三里。留针 15～20 分钟，隔日 1 次，疗程 14 次。

2017 年 12 月 20 日二诊

刻下症 针刺治疗 10 次后，双眼已无溢泪，视物易疲劳症状明显好转。

继续完成余下 4 次针刺治疗，以巩固疗效。

按语

本例患者清冷稀薄之泪无时溢出，不耐久视，疲乏，结合舌脉考虑为脾虚气弱之证，脾虚生化乏源，气血不足，不能收摄泪液。治当健脾养胃、益气摄泪。承泣、头维、足三里为足阳明胃经腧穴。针刺承泣穴主治流泪、夜盲、眼睑痉挛、口眼㖞斜等；针刺头维穴主治流泪、眼睑痉挛、头痛、目眩等；针刺足三里有健脾养胃、通达气血、强身健体作用，为保健要穴，三穴配合则有调养脾胃、收摄止泪的作用。

案例三

黄某，女，45 岁，2019 年 3 月 16 日初诊。

主诉 右眼流泪 1 年余。

现病史 患者 1 年余前无明显诱因发现右眼反复流泪，迎风加重，容易疲劳，纳、眠欠佳。患者多次自行滴眼药水治疗，但未见好转，舌淡、舌边暗，苔白，脉细弱。近年来月经失调，常月经先期，量少。

专科检查 裸眼视力：右眼为 1.0，左眼为 1.0。双眼结膜轻度充血，角膜透明，KP（-），AF（-），瞳孔圆，对光反应灵敏，晶状体透明。

中医诊断　流泪症。

中医证型　脾虚气弱、肝血不足证。

西医诊断　泪道功能不全（双眼）。

治法　健脾益气，补益肝血。

中药处方　予止泪补肝散加减。

蒺藜 15g，当归 10g，熟地黄 15g，白芍 15g，川芎 5g，木贼 10g，防风 10g，夏枯草 10g，茯苓 15g，山药 15g。

水煎服，每天 1 剂，分次温服，共 7 剂。

2019 年 4 月 4 日二诊

刻下症　患者自觉服药 3 剂后右眼流泪症状基本消失，视物疲劳较前改善，但纳仍欠佳，夜尿 1 次，舌质淡暗，苔薄白，脉细弱。原方加入泽泻、淫羊藿、山萸肉。

中药处方　蒺藜 15g，当归 10g，熟地黄 15g，白芍 15g，川芎 5g，木贼 10g，防风 10g，夏枯草 10g，茯苓 15g，山药 15g，泽泻 10g，淫羊藿 15g，盐山萸肉 10g，黄芪 15g，白术 10g，炙甘草 10g。

水煎服，每天 1 剂，分次温服，共 7 剂。

随访诸症皆改善。

按语

本案患者眼部症状为流泪，仅凭此症状不足以辨证为何脏何腑的功能失调，但联系其全身症状——容易疲劳、纳眠欠佳、舌质淡、脉细弱，不难辨证为气虚，加之月经量少，考虑其气血虚弱，脾为气血生化之源，本病为脾虚所致。因脾统血、肝藏血，因脾虚血少，故肝血不足，表现为月经先期量少，同时肝主筋，肝血不足，则筋脉弛缓，约束无力，而眼之泪窍的约束（内眦韧带及眼轮匝肌）松弛，对泪液的泵吸无力，故迎风流泪。《银海精微》曰："肝经受风而虚损，故木动也，迎风而泪出也，肝经虚者，宜服止泪补肝散止之。"本病患者予止泪补肝散加减，因患者脾虚气弱，故加黄芪、炙甘草、白术，配合原方中茯苓、山药，共奏健脾益气之功。脾气健旺，气血生化充足，则肝血不足可治。故患者二诊后流泪及全身诸症皆改善。本案例提示治疗功能性流泪可通过健脾气、补肝血的途径来获得满意的效果。

案例四

林某，女，70 岁，2019 年 5 月 14 日初诊。

主诉　双眼流泪半个月。

现病史　患者半个月前无明显诱因发现双眼反复流泪，时有分泌物，纳、眠尚可。舌淡暗，苔白，脉细弱。

专科检查　裸眼视力：右眼为 0.6，左眼为 0.8。双眼下泪小点局部增殖膜覆盖，开口稍窄，结膜轻度充血，角膜透明，KP（-），AF（-），瞳孔圆，对光反应灵敏，晶状体轻度浑浊。双眼泪道冲洗通畅。

中医诊断 流泪症。

中医证型 肝血不足证。

西医诊断 泪点狭窄（双眼）。

治法 补益肝血。

中药处方 蒺藜15g，当归10g，熟地黄15g，白芍15g，川芎5g，木贼10g，防风10g，夏枯草10g，黄芪15g，炙甘草10g，石榴皮10g。

水煎服，每天1剂，分次温服，共7剂。

2019年7月19日二诊

刻下症 患者诉服药7剂后流泪症状基本消失。

再予5剂巩固疗效。暂未诉流泪症状复发。

按语

该病例患者全身症状较少，除流泪之症外，有舌淡、苔白、脉细弱等脾虚的舌脉之象，且患者年迈七旬，年老体衰，故患者脾肾亏虚、肝血不足。本案例治疗以补肝血为主，在止泪补肝散的基础上，辅以健脾益气的黄芪、炙甘草；同时加入味酸、性温，具有收涩之功的石榴皮，治疗脾虚肝血不足的迎风泪症。方中用当归、熟地黄、川芎养血活血，以通调血脉达到止泪的目的；用蒺藜、防风、木贼祛风止泪，同时防风亦可升发脾之清阳，夏枯草酌清肝经之热。全方通过健脾气，肝血足，清气升，则诸症可愈。由此可见，健脾养肝，可补土培木。该治疗方法也是对补土理论的丰富和发展。

第二节 补土理论治疗泪囊炎

泪囊炎临床上根据发病的缓急分为慢性泪囊炎和急性泪囊炎，慢性泪囊炎属于中医学的"漏睛"范畴，急性泪囊炎属于中医学的"漏睛疮"范畴。漏睛与漏睛疮皆为邪热侵入泪窍所引起的病变，发病有缓急，临床表现各有特征。漏睛者局部症状相对较轻，大眦头皮色如常，或微有红赤，眼眵多，眦头常湿，拭之又生，流泪；或见睛明穴下方微有隆起，按压则见黏液或脓汁自泪窍沁沁而出，病势较缓，但缠绵难愈。治疗上需内外联合，服药同时注意冲洗泪道，尽量排出黏液或脓汁。若日久不愈，则宜考虑手术治疗。漏睛疮者则发病较急，在大眦部睛明穴下方皮肤红肿高起，肿核渐大，疼痛拒按，甚者可致面部与鼻部漫肿，胞睑亦可红肿，部分患者耳前或颌下可触及肿核，并有压痛，亦可出现头痛、恶寒发热等全身症状。此急性发作期，禁止行泪道冲洗。成脓后当切开排脓，并放置引流条，每日换药，待无脓之时除去引流条，使切口愈合。切忌挤压，以免脓毒扩散。亦常见溃后疮口难收，脓汁常流而成瘘管者，可考虑手术治疗。

漏睛和漏睛疮均可见大眦头脓汁浸渍、睛明穴下方胞睑局部肿胀，大眦属心、而泪窍居于胞睑的弦部，且睛明穴下方肿胀亦属胞睑，故其病因病机分析多从心、脾两脏出发。漏睛者常因心有伏火，脾蕴湿热，循经上攻内眦，积聚成脓，浸渍泪窍而成；漏睛疮者则多因心脾热毒壅盛，上攻泪窍，气血瘀滞，结聚成疮。故临证时常以清心火兼清脾泻热为法。临床上常见漏睛者病程缠绵，迁延日久，则正不胜邪，邪气留恋；漏睛疮溃后亦有疮口难收，脓汁水常流而成瘘者，为气血不足，正不胜邪，邪气留恋。此所谓正虚邪恋，治当扶正祛邪，托里排毒。《兰室秘藏·疮疡门》中应用托里消毒法的有救苦化坚汤、消肿汤、内托羌活汤、升麻托里汤、内托黄芪汤、白芷升麻汤、圣愈汤、黄芪肉桂柴胡酒煎汤等，充分体现了顾护脾胃、补益气血、扶正祛邪这一原则，对泪囊炎迁延不愈者常可应用。

案例一

石某，男，25 岁，2016 年 9 月 8 日初诊。

主诉 左眼内侧眼角局部红肿疼痛 2 天。

现病史 患者 2 天前无明显诱因出现左眼内侧眼角红肿、疼痛，就诊时见左眼大眦部睛明穴下方皮肤局部红肿结节，结节质硬，局部压痛明显，左下睑及左侧面颊、鼻部亦有红肿，伴左侧头额部疼痛，流泪，发热，伴少许恶寒，口干苦，溲黄，大便秘结，舌红，苔薄黄，脉浮数。

专科检查 双眼远视力为 1.2，眼睑开闭正常，眼球无突出，眼球运动无受限。左眼泪囊区局部红肿结节隆起，质硬，触压痛明显，结节周围皮肤红肿，结膜轻度充血，角膜透明，前房清，瞳孔圆，直径约 3mm，对光反射灵敏，晶状体无浑浊，眼后段检查未见特殊。测量体温为 37.8℃。血常规检查结果未见异常。

中医诊断 漏睛疮。

中医证型 风热毒邪上攻。

西医诊断 急性泪囊炎（左眼）。

治法 疏风散邪，清热解毒。

中药处方 予驱风散热饮子加减。

连翘 15g，羌活 10g，薄荷 5g，防风 5g，牛蒡子 15g，白芷 10g，黄连 10g，山栀 10g，金银花 15g，大黄 10g，当归 10g，赤芍 15g，川芎 5g，穿山甲（代）10g，皂角刺 5g，甘草 5g。

水煎服，每天 1 剂，分次温服，共 4 剂。

同时并予左氧氟沙星眼药水频滴左眼，氧氟沙星眼膏外涂红肿患部。

2016 年 9 月 12 日二诊

刻下症 左眼泪囊部红肿结节明显缩小，左眼下睑及面颊部皮肤红肿消退，无恶寒发热，大便通畅。舌红，苔微黄，脉数。

继续服初诊方药，3 剂，水煎，每天 1 剂，分次温服。外用药物如前应用。

2016 年 9 月 15 日三诊

刻下症　左眼泪囊部无明显红肿，结节消退，触压痛不明显。口无干苦，二便调。舌淡红，苔薄，脉和缓。

停服药而继续用眼药水及眼膏 1 周，以巩固疗效。

按语

本例漏睛疮亦为突然发作，起病急骤，来诊时尚处于未成脓阶段，以内治为主，虽有发热，但血常规检查结果正常，故辅以局部抗生素眼药治疗。患者除眼局部症状外，尚有恶寒发热，故考虑为风热邪毒相搏，客于泪窍，络脉瘀滞，故大眦及睛明穴下方胞睑红肿、疼痛。风热袭表，故有恶寒、发热、脉浮数等全身症状。治宜疏风散邪，清热解毒。结合五轮学说，其病位于血轮及肉轮，与心、脾相关，故治宜疏风散邪，清热泻火解毒，组方时注意清心火并清脾泻热，方中羌活、薄荷、防风、牛蒡子、白芷疏风散邪，连翘、黄连、山栀、金银花、大黄清心脾蕴热，当归、赤芍、川芎活血通络，消滞止痛；穿山甲、皂角刺通络祛瘀散结，消肿止痛；甘草调和诸药。

补土流派的补土理论不单是补脾胃，根据患者脾胃或脾土的临床证候，临床上采用清脾、醒脾、运脾、疏土的治法，均是补土理论的重要内容。

第六章 补土理论治疗角膜疾病案例

第一节 补土理论治疗边缘性角膜溃疡

角膜炎缠绵不愈多为脾胃湿热或脾虚湿困。在黑睛动翳多种类型的病变过程中，常常出现"湿热"见证[1]。临床上如边缘性角膜溃疡（花翳白陷）反复发作，缠绵不愈，病灶未显洁净之前的全病程中，在裂隙灯显微镜下，可清楚地看见病灶呈灰白色或灰黄色浸润混浊，暗晦无光泽，高出于角膜表面；或外观黏腻如乳糜，病灶凹陷溃疡，荧光素染色可持续相当长时间。倪维德在《原机启微》中指出，脾胃受损可致黑睛生翳、陷下。近年有学者提出黑睛生翳病因分为肝脾湿热蕴蒸、脾虚湿留等数种证型[2]。

某些酒渣鼻性角膜炎、角膜软化症等，早已被公认为与胃肠道功能及营养障碍有关。中医理论认为，五脏六腑之精气上注于目，而脾胃受纳水谷，主腐熟、输布运化之权，五脏六腑皆赖以养。故脾胃有病，五脏六腑之精输注不足，而使眼目失于荣养。脾失健运则不能行其津液，滞留为湿为痰，湿邪易与外热相结而熏蒸于黑睛。湿可表现在角膜水肿、秽浊、胶黏；热则表现在角膜糜烂、成脓、坏死组织覆盖。湿为阴邪，其性重浊、黏腻，湿盛则阳气受困致病情缠绵。因此可将黑睛病灶肿胀混浊辨为水液滞留的湿证，责之脾失健运。至于脾胃湿热及脾虚湿热蕴结与角膜炎的发病机制，目前文献尚鲜报道。从临床实践中，以健脾除湿清热之治疗方案，对缠绵难愈的角膜炎，比单纯用清泻肝胆之法其效更著，证明脾胃湿热理论与边缘性角膜溃疡病变亦有一定关系。花翳白陷常为肝肺积热，风邪外袭，风热相搏，结翳于黑睛。更严重者，热迫睛内神水致黄液上冲，此时易忽略全身体征而轻投清泻之剂，因此障翳疾病必须重视整体辨证，注重全身症状。

案例

王某，女，48岁，2008年11月11日初诊。

主诉 左眼涩痛伴异物感，畏光流泪3天。

现病史 患者3天前出现左眼干涩、刺痛，有异物感，畏光流泪。自述左眼患角膜炎数月，多次复发。舌质暗红，苔黄腻，脉弦数。

专科检查 左眼视力 0.6，睫状充血（+），角膜缘 9 点至 11 点钟部位有一个半圆形溃疡约 3mm×2mm 大小，角膜荧光素染色（+）。病灶周围水肿，呈灰白色混浊。

中医诊断 花翳白陷。

中医证型 肝胆湿热。

西医诊断 边缘性角膜溃疡（左眼）。

治法 清肝胆、利湿热。

中药处方 柴胡 10g，黄芩 15g，龙胆草 15g，栀子 15g，车前子 30g，当归 10g，生地黄 15g，泽泻 30g，木通 10g，甘草 5g。

水煎服，每天 1 剂，分次温服，共 5 剂。

外用妥布霉素滴眼液、鱼腥草眼药水滴眼。

2008 年 11 月 15 日二诊

刻下症 患者自觉左眼干涩、刺痛感减轻，专科检查见角膜病灶灰白色水肿混浊，表面糜烂胶黏。舌淡，苔黄腻，脉滑数。

此仍为湿热蕴蒸之证，治宜健脾除湿兼疏肝清热之法。

中药处方 茯苓 12g，白术 15g，甘草 6g，山药 10g，炒扁豆 10g，柴胡 10g，薏苡仁 12g，滑石 12g，车前子 12g，木通 12g，茺蔚子 12g，赤芍 10g，蔓荆子 10g，菊花 10g。

水煎服，每天 1 剂，分次温服，共 3 剂。

外用药物如前应用。

2008 年 11 月 19 日三诊

刻下症 左眼胶黏感减轻。检查见病灶糜烂坏死组织减少，胶黏物减少。舌淡红，苔微黄腻，脉数。

继续上方 3 剂。

2008 年 11 月 23 日四诊

刻下症 患者诉左眼刺痛、畏光流泪基本消除，左眼病灶较前次检查明显缩小，表面光滑，查左眼视力为 0.8，荧光素染色阴性。舌淡，苔腻微黄，脉数。于三诊方基础上加党参。

中药处方 茯苓 12g，滑石 12g，薏苡仁 12g，木通 12g，车前子 12g，茺蔚子 12g，柴胡 10g，赤芍 10g，蔓荆子 10g，党参 12g。

水煎服，每天 1 剂，分次温服，共 3 剂。

外用药物如前，应用 1 周，随访半年无复发。

按语

黑睛生翳不尽属于肝经火热，治疗不应囿于清泻肝胆。因除肺经风热或肺阴不足者外，脾阳不健、湿热蕴蒸亦常可导致黑睛生翳的发生[3]。临床上应整体辨证与局部辨证相结合。《兰室秘藏》谓："脾虚则五脏之精气皆失所司不能归明于目矣……又因邪气所并而损血脉，故诸病生焉。凡医者不理脾胃及养血安神，治标不治本，是不明正理也。"本患者初诊，考虑肝胆湿热证，予以清肝胆、利湿热，二诊患者出现角膜病灶水肿混浊，表面糜烂胶黏而白腻，眼局部辨证眵泪胶黏、肿胀糜烂，舌淡，苔黄腻，脉滑数，全身予以整体局部结合考虑，此夹湿热蕴蒸之证，予以健脾除湿兼疏解肝热之法，加用茯苓、薏苡仁、白术等予以健脾祛湿。三诊时候，效不更方，予以守方治疗。四诊，加用党参予以健脾。本案从一开始就以健脾除湿与清热解毒药并行，整体与局部兼顾，故收到良好的疗效。

第二节　补土理论治疗病毒性角膜炎

单纯疱疹性角膜炎（herpes simplex keratitis，HSK）为单纯疱疹病毒 1 型（HSV I）感染所致。有原发和继发两种，原发者多见于幼儿，约 10% 有临床症状，故极为少见。临床多为继发性，继发性者只有在某种非特异性刺激（如发热、呼吸道感染、外伤、糖皮质激素治疗等诱因）及机体抵抗力低下的情况下才会发病，多见于青壮年，多为单眼。角膜病变表现为多种形式，可为树枝状、地图状、盘状。本病的特点是常反复发作，迁延难愈。眼症初期，病变位于角膜浅层，容易治疗，愈后遗留薄翳或恢复透明；若反复发作，病变侵犯实质深层或治疗不及时，则严重影响视力，甚至失明。本病属于中医学"聚星障"、"花翳白陷"、"混睛障"范畴。

西医学认为本病是由单纯疱疹病毒 1 型感染引起，单纯疱疹病毒广泛存在于健康人体的口腔、肠道及呼吸道内，但无症状。原发感染多见于对病毒无免疫力的儿童，尤其是 6 个月~2 岁的婴幼儿，多表现为水疱及溃疡性口腔炎；如发生在眼部则为急性结膜、角膜炎，但临床较为少见。由于原发感染产生抗体，病愈后病毒长期潜伏在体内，角膜组织内也可形成潜伏感染，遇有免疫力低下（如发热或用免疫抑制药）时，则可引起复发感染，在眼部表现为角膜炎。近年来尤其广泛应用糖皮质激素、免疫抑制药，使全身或眼部免疫力低下，导致本病发病率有所增加，甚至反复发作，但对复发机制目前尚不十分明确。

中医学认为，本病的病因主要是：外感风热或风寒上犯于目；外邪入里化热，或肝经伏火，火热上炎，邪毒炽盛；或素食煎炒五辛，致脾胃湿热蕴积，蒸灼黑睛；素体阴虚或患热病后灼伤津液，致阴津缺乏，虚火上炎，再兼外邪为犯而发病。本病的主要病机：本病病位在黑睛，责之于肝，但与脾肾关系密切。病初起，因风邪为犯，风性轻扬，有升发、向上的特性。目为上窍，易受风邪，黑睛属肝，风邪上攻黑睛，可致黑睛生翳、目赤疼痛、畏光流泪等症状；若肝火炽盛，邪毒入里，黑睛受灼，则眼症加重，黑睛溃陷；火邪壅滞，气血瘀阻，可致胞轮红赤或白睛混赤等，多属实证。脾胃湿热内蕴，浊气上犯，蒙蔽清窍，致眼症缠绵不愈，黑睛水肿明显，星翳经久不愈或反复发作，多属实证。本病多属热证，热病伤阴，肝肾同源，肝肾阴虚，或素体虚弱，正不胜邪，致黑睛翳障久不愈合或反复发作；多为本虚标实的表现，如治疗不当，则严重影响视力，甚至失明。

单纯疱疹性角膜炎归属于中医学的"聚星障"、"花翳白陷"、"混睛障"范畴。根据中医眼科专著之记载，这些眼病的初起表现为外感风热、肝经风热、肝经火盛、湿热蕴蒸或湿热上攻等实热证，然而细究其病因，仍与患者本身脾气虚有关。本病病程缠绵，迁延难愈，在病程较久之后出现湿热伤阴，表现为阴虚火旺或肝肾阴虚，或阴虚夹湿热。因此早期多采用清热疏风、清热泻火、清热化湿的治则，后期多采用清热养阴兼健脾除湿等治则。单纯疱疹性角膜炎患者的眼部与全身表现，结合其病因，应属于虚实夹杂证，虚为本，实为标，即脾气虚为本，风热证为标。因此，治疗单纯疱疹性角膜炎应标本兼治，急则治标，缓则治本。清热祛风以治标，健脾益气以治本。

案例一

曾某，女，42 岁，2017 年 11 月 26 日初诊。

主诉 双眼异物感伴视力下降半年，加重 1 个月余。

现病史 半年来，患者无明显诱因双眼异物感明显，自觉碜涩不适，视力下降伴畏光感，多次至外院就诊，均诊为"角膜炎"，予以"更昔洛韦眼用凝胶、玻璃酸钠滴眼液、左氧氟沙星滴眼液"治疗后症状稍有改善，但病情反复且以上症状持续存在。1 个月余前无明显诱因出现以上症状加重，双眼异物感明显加重，碜涩不适，视力下降及畏光感明显。否认高血压及糖尿病病史。患者素体虚弱，少气懒言，常反复感冒，纳、眠差，不易消化。舌质淡，苔薄白，脉弦细。

专科检查 右眼视力为 0.6，左眼视力为 0.8，双眼结膜轻度充血，荧光素染色可见双眼角膜广泛点状着染，余未见明显异常。

中医诊断 聚星障。

中医证型 脾虚气弱证。

西医诊断 病毒性角膜炎（双眼）。

治法 健脾益气。

中药处方 黄芪 20g，党参 15g，炒白术 15g，防风 10g，山药 20g，莲子 10g，芡实 15g，密蒙花 15g，谷精草 10g，蝉蜕 10g，陈皮 10g，炙甘草 5g。

水煎服，每天 1 剂，分次温服，共 10 剂。

2017 年 12 月 17 日二诊

刻下症 患者诉异物感稍有好转，自觉碜涩不适较前改善、视力较前有所提升。

专科检查 右眼视力为 0.8，左眼视力为 0.8，双眼结膜轻度充血，角膜荧光素染色仍为广泛点状着染，但较前好转。患者诉服上述中药后自觉少气懒言稍有改善，饮食稍有改善。舌质淡，苔薄白，脉弦细。

患者全身状况及眼部症状均有所改善，可见患者脾胃之气稍得复健，故此次在着重补脾胃气的基础上加用升麻、柴胡助脾胃清阳之气上升。

中药处方　黄芪20g，党参15g，白术15g，防风10g，山药15g，芡实15g，升麻10g，柴胡10g，密蒙花15g，谷精草10g，陈皮10g，炙甘草5g。

水煎服，每天1剂，分次温服，共10剂。

2018年1月11日三诊

刻下症　患者诉异物感明显好转，自觉视力明显提升。

专科检查　右眼视力为1.0，左眼视力为1.2，双眼结膜无充血，角膜荧光素染色可见右眼瞳孔缘下方4点钟位少量点状着染，左眼（-）。舌质淡，苔薄白，脉弦细。

患者近日自觉少气懒言及饮食均有改善，现翳障已基本消除，继续予健脾升清为主，调畅脾胃升降。上方去柴胡加桑叶，炙甘草改为甘草。

中药处方　黄芪20g，党参15g，白术15g，防风10g，山药15g，芡实15g，升麻10g，密蒙花15g，谷精草10g，桑叶10g，陈皮10g，甘草5g。

水煎服，每天1剂，分次温服，共10剂。

2016年12月6日四诊

刻下症　患者诉眼部不适等症基本消失，双眼视力基本恢复正常。

专科检查　右眼视力为1.0，左眼视力为1.2，双眼结膜无充血，双眼角膜荧光素染色（-）。

现患者病情已基本恢复，但脾虚日久，非短时可复，予以玉屏风散益气补虚，加以参苓白术丸内服予以巩固。

按语

病毒性角膜炎由于临床表现不一，而且病程长，易复发，因此应根据不同阶段进行治疗。治疗原则为抑制病毒在角膜内复制，控制炎症，抑制病毒的增殖；防止混合感染，防止并发症，减少炎症反应引起的角膜损害，减少瘢痕形成，缩短病程，增进视力。始终坚持整体与局部相结合，辨证与辨病相结合。当角膜炎症尤其是溃疡缠绵不愈，在局部使用抗病毒药物时，酌情应用抗生素，以防继发细菌感染；同时禁用糖皮质激素。当免疫反应引起盘状角膜炎时，或角膜上皮基本修复，角膜实质层仍有水肿浸润，或伴有虹膜睫状体炎时，均可在使用抗病毒药物的同时局部使用糖皮质激素。

治疗本病，宜分辨病之新久，邪之轻重。一般病初期及新病，以实证为主，宜祛除邪气为先；病情缠绵，反复发作者，须分辨虚实之孰轻孰重，采用扶正祛邪法耐心调理方能奏效。中医理论中角膜为风轮属肝，故角膜病多从肝论治，然角膜居眼之中央，又有"中央脾土"一说，是谓角膜的生理功能赖脾气之升腾[4]。本病病例特点是素体虚弱，少气懒言，常反复感冒，纳、眠差，不易消化，结合舌脉可知脾胃气虚而致脾胃气机升降失调，脾胃气机升降失调又可加重脾虚，二者相互影响。脾气不升则五脏精微之气无以升则目失濡养，目中便磣涩不适；胃气不降则郁而化热蕴于目，便发为翳障，翳障生则目中异物感明显；脾胃气机升降失调，清阳无以升则目中清阳之气衰少，则视不明且不敌阳光，即表现为视力下降，畏光。选用补中益气汤为主方，取其健脾益气、甘温除热之法，脾气得健，脾胃气机升降调畅，则五脏精微之气及清阳之气不断上注于目，浊邪得以顺降则目病愈。

本患者初诊选用四君子汤加减入手，二诊好转，但是缺少升提药物，以补中益气汤为主方，加用升麻、柴胡之物。三诊患者脾虚湿重，予以加用芡实健脾祛湿。后期再用参苓白术丸及玉屏风予以健脾固表[4]。

案例二

连某，女，33岁，2019年6月19日初诊。

主诉 右眼红痛、畏光、流泪1周。

现病史 患者1周前感冒后出现右眼红痛异物感，患者当时未予重视，后红痛加重，伴畏光、流泪，患者遂至门诊就诊。舌淡红，边有齿痕，苔薄黄，脉弦细。既往曾有类似情况发作。

专科检查 右眼结膜充血（+++），上方小片角膜上皮浸润，荧光染色（+），前房清。

中医诊断 聚星障。

中医证型 脾虚湿热。

西医诊断 病毒性角膜炎（右眼）。

治法 化湿清热，辅以健脾。

中药处方 茯苓15g，五指毛桃10g，陈皮10g，黄柏10g，大青叶10g，蝉蜕5g，地龙5g，川芎10g，苍术15g，黄芩10g，甘草6g，蔓荆子10g。

水煎服，每天1剂，分次温服，共7剂。

2019年6月29日二诊

刻下症 右眼红痛、畏光症状大部分缓解，仍有少许刺痛、异物感。舌红，边有齿痕，苔薄黄，脉弦细数。原方去五指毛桃，加淡竹叶、赤芍。

中药处方 茯苓15g，淡竹叶10g，赤芍10g，陈皮10g，黄柏10g，大青叶10g，蝉蜕5g，地龙5g，川芎10g，苍术15g，黄芩10g，甘草6g，蔓荆子10g。

水煎服，每天1剂，分次温服，共7剂。

续服7剂以肃清余邪，随访症状痊愈。

按语

本例患者中，结合舌象，考虑患者平素脾虚，脾虚生湿，外感风热，湿邪与热邪胶结蕴蒸，上侵黑睛，故见黑睛星翳反复发作。治疗当以化湿清热为主，辅以健脾。本方茯苓、五指毛桃具有利水渗湿、健脾和胃的功效，陈皮则可理气、健脾、燥湿，苍术具有燥湿健脾、祛风的功能。以上诸药健脾化湿的同时，配合黄柏、大青叶、蝉蜕、黄芩、蔓荆子等疏风清热。诸药相辅相成，黑睛翳障诸症自除。首诊辨证为脾虚湿热，故在清热除湿的同时予健脾益气素称南方黄芪的五指毛桃以健脾益气固其本，当脾胃之气已经健旺，舌淡转为舌红时，遂原方去五指毛桃以防补气太过。同时加入淡竹叶、赤芍以清血中之余热。

第三节　补土理论治疗细菌性角膜炎

细菌性角膜炎（bacterial keratitis）是由细菌感染引起的角膜炎，常引起上皮缺损区下面的角膜基质坏死、溶解，又称为细菌性角膜溃疡（bacterial corneal ulcer）。常见的致病菌有金黄色葡萄球菌、大肠埃希菌、链球菌、铜绿假单胞菌等。由细菌感染所致的细菌性角膜炎常因致病菌的毒力不同而有不同的临床表现，临床常见的有单纯性角膜溃疡、匐行性角膜溃疡、铜绿假单胞菌性角膜溃疡等。单纯性角膜溃疡常由毒力较弱的致病菌感染引起，这些细菌性角膜溃疡，应用有效的抗生素眼药水频繁滴眼，角膜炎症大多可以得到控制，然后角膜上皮逐渐修复溃疡愈合而得到治愈。另外若角膜上皮损伤后感染了毒力较强的革兰阳性球菌或革兰阴性杆菌，如金黄色葡萄球菌、溶血性链球菌、大肠埃希菌、肺炎双球菌、淋球菌等，将会迅速出现角膜组织的糜烂、溃疡、溶解及前房积脓，呈现一种匐匐进行的趋势，所以被称为匐行性角膜溃疡。由铜绿假单胞菌感染所致的角膜溃疡，具有暴发性和角膜迅速溶解的特点，应引起高度的重视。

细菌性角膜炎发病以夏、秋季节较多，农村患者多于城市。多半发生于老年人，婴幼儿或儿童少见，亦可见于暴露性角膜炎的继发感染，也可见于戴接触镜引起者。本病属于中医眼科学"凝脂翳"、"黄液上冲"范畴。

西医学认为本病的病因是细菌感染。细菌感染可以是原发性，也可以是继发性。虽然有很多细菌都可引起角膜炎，但最常见的有四组：细球菌科（葡萄球菌、细球菌等）、链球菌、假单胞菌科、肠杆菌科（肠杆菌属、枸橼酸杆菌属、克雷伯杆菌属等）。

中医学认为，本病多因黑睛受伤，风热邪毒乘伤袭入而发病；中医学认为，本病病因为"脏腑热盛，热乘于腑，气冲于目，热气结聚"。本病病机：黑睛外伤，风热邪毒乘伤袭人，黑睛被染；或素有漏睛，邪毒已伏，更易乘伤客目而发病；外邪入里，蕴结化热，或嗜食辛辣，脏腑热盛，肝胆热毒上灼黑睛，壅滞蓄腐；久病之后气虚阴伤，正气不足，外邪滞留，致黑睛溃陷，缠绵不愈。但也有兼其他脏腑病机者，故要全面辨证，而不能专责之于肝胆。

黑睛病既以热毒上攻目窍为主要病机，对黑睛疾病以红赤、肿胀、疼痛为主要表现者，其治疗原则应以清热解毒为主。又因黑睛疾病多伴有严重的红赤症状，在清热解毒的基础上佐以活血退赤之品，更有助于患者情绪的稳定和病情的好转。

案例

万某，男，19岁，2017年6月19日初诊。

主诉　右眼外伤后红痛、视力下降伴畏光流泪7天。

现病史　患者自诉1周前外伤后右眼红痛、视力下降，伴畏光流泪，遂于外院就诊，予以0.5%左氧氟沙星滴眼液滴眼每2小时1次，表皮生长因子滴眼液滴眼每2小时1次，氧氟沙星眼膏涂眼，并龙胆泻肝丸中成药物内服，但是眼红痛，视力下降逐渐加重。否认全身病史，舌淡，苔白，脉缓。

专科检查　右眼视力为数指/30cm，右眼混合充血（+++），角膜水肿，中央溃疡为6mm×6mm，表面脓苔，前房窥不清。患者面色见白，自汗出，口淡不渴。

中医诊断　凝脂翳。

中医证型　脾阳受损，中气不升。

西医诊断　细菌性角膜溃疡（右眼）。

治法　益气升阳，健脾扶正。

中药处方　黄芪30g，升麻10g，龙胆草10g，红花10g，柴胡10g，防风10g，白术15g，羌活10g，黄芩10g，栀子10g，生地黄10g，金银花10g，蒲公英30g，黄连5g，当归10g。

水煎服，每天1剂，分次温服，共4剂。

外用左氧氟沙星滴眼液、鱼腥草滴眼液、玻璃酸钠滴眼液滴眼每2小时1次，复方托吡卡胺滴眼液滴眼每2小时1次。

2017年6月23日二诊

刻下症　患者自觉右眼红痛症状减轻，视力较前稍改善。

专科检查　右眼视力数指/50cm，右眼混合充血（++），角膜水肿，中央溃疡为4mm×6mm，表面脓苔，前房窥不清。患者自汗出好转，口淡不渴。舌淡，苔黄，脉数，于原方基础上加党参及茯苓。

中药处方　黄芪30g，升麻10g，龙胆草10g，红花10g，柴胡10g，防风10g，白术15g，羌活10g，黄芩10g，栀子10g，生地黄10g，金银花10g，蒲公英30g，黄连5g，当归10g，党参20g，茯苓15g。

水煎服，每天1剂，分次温服，共7剂。

外用药物如前应用。

2017年6月30日三诊

刻下症　患者自觉视物可见。

专科检查　右眼视力为0.02，右眼混合充血（+），角膜水肿减轻，中央溃疡，3mm×4mm，溃疡变浅，表面脓苔减少，前房可窥清。患者自汗出好转，口淡好转。舌淡，苔薄黄，脉数，效不更方，予以守方治疗 7 天。外用左氧氟沙星滴眼液、鱼腥草滴眼液、玻璃酸钠滴眼液滴眼每天 4 次，复方托吡卡胺滴眼液滴眼每天 4 次。

2017 年 7 月 7 日四诊

刻下症　患者自觉视力提高，眼红痛好转。

专科检查　右眼视力为 0.08，右眼混合充血（+），角膜水肿减轻，中央溃疡，1mm×2mm，溃疡变浅，表面脓苔减少，前房可窥清。患者自汗出好转，口淡好转。舌淡，苔薄白，脉数。原方去苦寒之龙胆草。

中药处方　黄芪 30g，升麻 10g，红花 10g，柴胡 10g，防风 10g，白术 15g，羌活 10g，黄芩 10g，栀子 10g，生地黄 10g，金银花 10g，蒲公英 30g，陈皮 10g，当归 10g，党参 20g，茯苓 15g。

水煎服，每天 1 剂，分次温服，共 7 剂。

外用药物如前应用 1 周，随访症状痊愈。

按语

此症初为火热实证，当用苦寒药物，但苦寒药物过用，致中阳受损，邪陷难除，病情由实转虚，虚中夹实，改补脾升阳为治，助阳益气，托毒降浊，加还阴救苦汤清热解毒，逆流挽舟，才未延误病情。本病病情重，病程急，发展快，变化多，辨证须别病因，分表里，审脏腑，察虚实。采用内、外合治，迅速控制病情，防止及减少并发症的发生。考虑本例患者外伤是邪毒入侵的重要途径，邪毒蔓延，则眼睑肿胀，白睛混赤肿胀，黑睛生翳，甚至出现头痛寒热等严重证候。结合舌脉，外伤侵袭，脾阳受损，目为清窍居于上，中气不升，清阳之气难达，外邪侵袭黑睛。在早中期，以实证为主，总以祛邪为先。风热邪毒壅盛者，治宜祛风清热解毒；里热炽盛者，治宜泻火解毒；后期属虚实夹杂，治宜补虚泻实，退翳明目。本患者初诊后治疗好转；二诊出现自汗口淡，加用党参、茯苓予以健脾扶正；三诊后效不更方，予以守方治疗；四诊患者症状好转予以去除龙胆草、黄连苦寒伤胃之药，加用陈皮予以健脾扶正。

参 考 文 献

[1] 姚和清. 眼科证治经验[M]. 上海：上海科学技术出版社，1979：38

[2] 李传课. 谈角膜翳的证候分类[J]. 湖南中医学院学报，1983（3）：24

[3] 李丽霞. 角膜炎的中医诊疗体会[J]. 广东医学，1987（1）：32-33

[4] 兰轶. 眼病的脾胃证治学术源流及临床应用探讨[D]. 成都：成都中医药大学，2018：26-27

第七章 补土理论治疗黄斑疾病案例

第一节 补土理论治疗中心性浆液性脉络膜视网膜病变

中心性浆液性脉络膜视网膜病变（简称中浆）是一种常见的黄斑疾病，是指黄斑区或者后极部网膜由于色素上皮屏障功能受损，脉络膜毛细血管高通透性，脉络膜血管的液体大量进入神经上皮下导致的神经上皮层浆液性脱离，也可伴有色素上皮层的脱离。临床主要表现为视力下降、视物变形变色等，眼底以黄斑区水肿、渗出、视网膜神经上皮层浆液性脱离为主要特征。黄斑区是视网膜的一个重要区域，位于眼后极部，主要与精细视觉及色觉等视功能有关。《证治准绳·杂病·七窍门》曰，"目内外别无证候，但自视昏渺，蒙昧不清"，"谓视直如曲，弓弦界尺之类，视之皆如钩"；《审视瑶函》曰，"视大为小"，"视瞻有色"。中浆属于"视瞻有色"、"视直如曲"范畴。

中浆诱因多为劳累、熬夜、精神压力过大、情绪激动等。《灵枢·百病始生》曰，"此必因虚邪贼风，与其身形，两虚相得，乃客其形"。不良因素长期作用于人体，消耗正气，御邪之力减退，风邪等乘虚而入，内外合邪，肺、脾、肾功能受阻，水湿内停，上泛于目，眼底水肿，渗出，神经上皮层浆液性脱离形成。在整个发病过程中，黄斑病变和肺的宣发肃降、通调水道功能，脾主运化水湿功能及肾主水等功能有关[1]。故其病机以内虚为本，邪犯为标。

中浆具有自限性，但本病容易反复发作，如果迁延不愈，则容易导致不可逆性的视力下降，目前西医尚无较为有效的方法，中医在中浆的治疗上疗效受到认可。眼科名家王明芳教授对 191 例黄斑病患者进行证型分析，以老年性黄斑变性及中浆的病例较多，其证型主要分为脾气虚弱、脾胃湿热、肝肾亏虚三型，其中以脾气虚弱型为主，占病例的 53.85%[2]。黄斑部在无赤光检眼镜下或离体眼球上呈淡黄色，《素问·阴阳应象大论》说："中央生湿，湿生土，土生甘，甘生脾……在色为黄。"眼底黄斑色淡黄，位于视网膜的中心，故属足太阴脾经。在临床上，脾气虚弱、脾失健运继而导致的本虚标实之证是黄斑水肿及渗出的主要原因，"诸湿肿满，皆属于脾"，故以健脾化湿之法治疗以黄斑水肿及渗出为主要表现的中浆常常获得良好的效果。

案例一

夏某，女，52岁，2016年9月6日初诊。

主诉 右眼视力下降伴视物变形半年余。

现病史 患者半年前因伏案工作数日，出现右眼视物模糊，视力由0.8降至0.4，矫正无法提高。平时易焦虑紧张，时有少许胸闷痛，夜间症状明显，无肩背放射痛，无心悸气促，无头晕头痛，纳、眠一般，二便尚可。到某眼科门诊查荧光素眼底血管造影（FFA）可见后期荧光渗漏、视神经上皮脱离。曾于外院分别用血管扩张药、维生素类及杞菊地黄丸、丹栀逍遥散等治疗，视力提高到0.5，症状改善不明显。舌暗红，苔白腻，边有齿印，脉弦滑。

专科检查 右眼黄斑部可见2PD范围水肿，呈圆盘状隆起，黄斑区浆液性脱离，中心凹反光消失。左眼黄斑区视网膜未见出血、水肿及渗出。光学相干断层成像（OCT）检查提示右眼黄斑区视网膜神经上皮层浆液性脱离，局灶性色素上皮层脱离。

中医诊断 视瞻昏渺。

中医证型 脾虚湿瘀。

西医诊断 中心性浆液性脉络膜视网膜病变（右眼）。

治法 健脾化湿，活血通络。

中药处方 予参苓白术散加减。

太子参15g，茯苓15g，白扁豆10g，白术15g，砂仁10g，山药10g，桔梗10g，薏苡仁30g，莲子20g，茺蔚子30g，首乌藤30g，酸枣仁10g，合欢皮15g，密蒙花10g，灯盏花1袋，炙甘草10g。

水煎服，每天1剂，分次温服，共14剂。

2016年9月27日二诊

刻下症 患者右眼视力提高，视物变形较前改善，左眼异物感、灼热干燥感。偶有心悸，失眠多梦。舌淡，苔白腻，边有齿印，脉弦滑。

专科检查 视力：右眼为0.6，左眼为1.0。眼压正常。左眼球结膜轻度充血，双眼前节未见其他明显异常。右眼黄斑区无明显渗出，可见浆液性浅脱离范围缩小。原方去白术，加黄芩、麦冬、珍珠母。

中药处方 太子参15g，茯苓15g，白扁豆10g，砂仁10g，山药10g，桔梗10g，薏苡仁30g，莲子20g，茺蔚子30g，首乌藤30g，酸枣仁10g，合欢皮15g，密蒙花10g，灯盏花1袋，炙甘草10g，黄芩15g，麦冬10g，珍珠母30g。

水煎服，每天1剂，分次温服，共14剂。

2016年11月4日三诊

刻下症 患者右眼视力提高，视物变形进一步改善，左眼灼热感较前改善。

专科检查 视力：右眼为0.6（最佳矫正视力为0.8），左眼为1.0。眼压及眼前节正常。右眼黄斑区水肿完全消退，中心凹反光（＋）。右眼黄斑 OCT 检查复查提示：黄斑区原神经上皮层浆液性脱离区完全恢复正常。

按语

本病患者全身表现为焦虑、胸闷、视物昏蒙，夜间重，考虑肝脾不调，阴虚内热，血中伏火，但起病为劳倦诱发，局部表现黄斑水肿及渗出明显，早期从肝肾论治疗效不佳。李果曰："夫五脏六腑之精气皆禀受于脾，上贯于目。脾者诸阴之首也，目者血脉之宗也，故脾虚则五脏之精气皆失所司，不能归明于目矣。"该患者虽然早期以肝肾阴虚为主要表现，然而肝喜条达疏泄而恶抑郁，肝郁则易于化火生热，而肝木之病易犯脾土，脾主运化，性喜燥而恶湿，今肝郁犯脾，脾失运化之职，势必造成湿邪阻络。"见肝之病，知肝传脾，当先实脾"，本病考虑为东垣学说"阴火"的范畴，肝郁而脾阴受损。故而治疗本病关键在于分清主次矛盾与病变分期，本案应从脾论治，尤其在黄斑水肿及渗出时期主要以健脾渗湿为主。

张仲景《金匮要略》"血不利则为水"及《血证论》强调 "血与水本不分离"，"血病而不离乎水"，"血积既久，其水乃成"。本病病机最终主要归结于水湿停滞与脉络瘀滞。由脾虚不运，水湿停滞，脉络瘀滞，浊气上泛，蒙蔽清窍所致，其本乃因脏腑功能失调属虚；其标在眼底视网膜黄斑区水肿及渗出，是湿浊积聚停滞属实。故本病属本虚标实的眼病，采取内外兼治治法，以健脾化湿配合活血利水治疗。

参苓白术散是在四君子汤的基础上加山药、莲子、白扁豆、薏苡仁、砂仁、桔梗而成。该方兼有渗湿行气的作用，并有保肺之效，是治疗脾虚湿盛证及体现"培土生金"治法的常用方剂。本病予参苓白术散加减，方中太子参、白术、薏苡仁、茯苓、山药、砂仁补中健脾，益气渗湿；桔梗、莲子、白扁豆清热利湿；灯盏花活血化瘀；合欢皮、首乌藤安神助眠；密蒙花调肝明目；甘草调和诸药。共使脾胃健运，气血调畅而目明。后期酌加黄芩清上焦之火，麦冬助脾以散精，珍珠母以平肝明目、软坚散结，兼入心、肝两经，同时注重顾护脾胃，不可过用寒凉。

中浆虽有自愈性，部分患者恢复后中心视力可得到一定程度的恢复。但是多次复发，且病程长的病例可能有不同程度的视力减退或视觉异常，甚至最终遗留下不可逆的视功能损害，因此除了从脾胃来辨证论治之外，还要从脾胃调理、脾胃调养来辨证调护，达到四季脾旺不受邪的良好状态，从而防止复发，不留后患。

案例二

李某，男，31 岁，2014 年 12 月 13 日初诊。

主诉 左眼视物模糊 3 周。

现病史 3 个月前患者工作劳累，除夕熬夜一通宵。次日自觉视力下降，眼前有暗影，外院查 FFA 提示中浆。

专科检查 视力：右眼为 1.0，左眼为 0.3，眼底见右眼黄斑部 1.5PD 范围水肿，中心凹反光消失，黄斑部有少量渗出。舌淡，苔腻，微黄，脉数。

中医诊断 视瞻有色。

中医证型 脾虚水泛，风邪侵袭。

西医诊断 中心性浆液性脉络膜视网膜病变（左眼）。

治法 健脾利湿，疏风清热。

中药处方 茯苓 20g，白术 15g，车前子 20g，泽泻 20g，牛膝 15g，荆芥 15g，防风 15g，栀子 15g，连翘 15g，黄芪 30g。

水煎服，每天 1 剂，分次温服，共 7 剂。

2014 年 12 月 20 日二诊

刻下症 患者自觉视力明显提高。

专科检查 视力：左眼为 0.6，左眼底黄斑部水肿有所减少，中心凹周围见圆点状硬渗，中心凹反光仍不可见。舌质淡暗，苔腻，脉数。原方栀子减量，加丹参。

中药处方 茯苓 20g，白术 15g，车前子 20g，泽泻 20g，牛膝 15g，荆芥 15g，防风 15g，栀子 10g，连翘 10g，黄芪 30g，丹参 20g。

水煎服，每天 1 剂，分次温服，共 7 剂。

2014 年 12 月 27 日三诊

刻下症 患者视力进一步提高，左眼为 1.0，左眼底水肿渗出消失。

随访一年，患者病情稳定。

按语

本病由熬夜引起，属于中医学过劳。《素问·举痛论》云"劳则气耗"。过度劳累则耗损机体之气从而致气虚。中浆发病初期，引起眼底以黄斑部神经上皮层或色素上皮层浆液性脱离、水肿为主要表现者，考虑为水湿潴留，根据《内经》中"诸湿肿满，皆属于脾"（《素问·至真要大论》）、"风者，百病之长"（《素问·风论》）、"伤于风者，上先受之"（《素问·太阴阳明论》）的论断，辨证为脾虚水泛、风邪侵袭。

本案例自拟方具有健脾利湿、疏风清热之功效。临床上应用于早期中浆的治疗。早期健脾胃顾护正气，疏风清热利水，祛内外之邪。当眼底水肿基本消失残留少量渗出时，则减少疏风清热药物的用量，在健脾利湿药的基础上增加活血药及化痰散结药，选用丹参、赤芍等。本方标本兼治，密切结合黄斑水肿、渗出的临床特点，运用茯苓、白术、黄芪健脾利湿，培土以治本；泽泻、车前子利水渗湿、引水下行；防风、荆芥疏风散邪胜湿，减轻炎症。

中浆治疗以局部辨证为主，兼顾全身，根据不同的阶段采用健脾利水、疏风清热、活血化瘀、补益肝肾等方法分型治疗。眼科国医大师唐由之教授将本病分为三个基本证型：早期多为"脾虚水泛，风邪侵袭"；中期多为"脾虚水泛，气血瘀滞"；后期以"肝肾亏虚，气血不足"为主。正所谓用药如用兵，"兵无长势，水无常形"，辨病辨证相结合，结合诱因观察主要矛盾和次要矛盾，灵活运用，不可拘泥于一证、一方[1]。

案例三

莫某，男，31岁，2019年6月11日初诊。

主诉 左眼视蒙、视物变暗6天。

现病史 患者6天前熬夜工作后发现左眼视物模糊，伴眼前圆形暗影遮挡感，视物颜色变暗，纳、眠欠佳。舌淡红边有齿痕，苔薄白，脉细。

专科检查 裸眼视力：左眼为0.6，左眼前节检查未见异常，眼底见黄斑区圆盘状水肿，中心凹反光消失，未见出血、渗出。

中医诊断 视瞻有色。

中医证型 脾虚湿困证。

西医诊断 中心性浆液性脉络膜视网膜病变（左眼）。

治法 健脾化湿。

中药处方 予参苓白术散加减。

党参15g，茯苓15g，白术15g，白扁豆15g，陈皮10g，山药15g，甘草10g，莲子10g，砂仁（后下）5g，薏苡仁20g，桔梗15g，大枣10g。

水煎服，每天1剂，分次温服，共5剂。

2019年6月19日二诊

刻下症 患者诉服药后视蒙改善，眼前遮挡暗影消失。查视力左眼为0.8，黄斑OCT提示左眼底水肿消失，中心凹形态可见。

随访半年，暂未诉复发。

按语

《证治准绳·杂病·七窍门》中记载："视瞻有色证，非若莹星、云雾二证之细点长条也，乃目凡视物有大片甚则通行……"临床上本病有虚有实，且多虚实夹杂。脾虚水湿上泛，或湿聚为痰，郁而化热，上扰清窍；肝肾两亏，精血不足，目失所养；或肾主水无力，水湿上泛。黄斑属脾土，本例患者正值壮年，本病患者以黄斑区浆液性改变为主，乃脾虚湿困之象；脾失健运，湿聚为痰，水湿上泛，辨证予参苓白术散加减。参苓白术散主治脾虚湿盛证。本方药性平和，温而不燥，是治疗脾虚湿盛证及体现"培土生金"治法的常用方。脾胃虚弱，则运化失职，湿自内生，蕴积于黄斑区。治宜补益脾胃，兼以渗湿为法。方中以党参、白术、茯苓益气健脾渗湿，配伍山药、莲子肉助党参以健脾益气，白扁豆、薏苡仁助白术、茯苓以健脾渗湿，佐以砂仁醒脾和胃，行气化滞；桔梗宣肺利气，以通调水道，又能载药上行。甘草健脾和中，调和诸药。诸药合用，补其中气，渗其湿浊，行其气滞，恢复脾胃受纳与健运之职，则诸症自除。二诊时患者诸症改善，水肿基本消退，继续益气健脾，载药上行，以促进渗出吸收。

第二节　补土理论治疗老年性黄斑变性

老年性黄斑变性是一类严重影响患者视功能的疾病。黄斑是眼中心视力发生的部位，黄斑中心凹是视网膜上视觉最敏锐的部位，此部位发生病变将严重影响患者的视力，甚至导致完全失明。本病属中医眼科学"视瞻昏渺"、"视瞻有色"、"暴盲"等范畴，从内而蔽，眼外观无异常，但患者自觉症状有视物模糊，视力减退，眼前有暗影遮挡，视物变形，视物变色等。中医眼科将老年性黄斑变性归属于内障范围，在五轮学说中，又常将其归于水轮，内应于肾，故以往临床上多从肝肾论治。历代许多文献对本病有较多的记载，对这类疾病的病因、病机及辨证论治有全面的论述。

近现代医家认为，黄斑属足太阴脾经，老年性黄斑变性与脾的运化功能失调关系最密切。黄斑部病理改变主要是水肿、渗出、出血，其病理过程的产生，源于脾气虚弱，脾的运化功能失常。脾气虚弱，健运失司，水谷精微无以运化传输，清气不升，浊气不降，水湿停聚眼内组织而成痰饮。现代医家对本病的病因病机进行了探讨，出现了多种分型认识。

目前普遍认为的病机是早期以脏腑精气虚衰为主，随病程进展逐渐出现气郁、痰浊、瘀血，形成本虚标实、虚实夹杂的病理变化。而有文献报道表明，脾气虚是本病的主要因素，到了中晚期患者中医证型多为脾虚夹湿、脾虚夹瘀[3]。眼科医家王明芳教授认为[4]：①脾的生理功能决定了脾在黄斑病中的主要作用。陈达夫《中医眼科六经法要》根据《素问·金匮真言论》"中央黄色入通于脾"的理论，提出眼底黄斑部位于视网膜的中心，属足太阴脾经，在祖国医学中，强调了脾为后天之本，后天之精有赖脾之生化。脾主运化水谷，为气血生化之源，李杲《兰室秘藏》在《内经》的基础上又做进一步的阐述："夫五脏六腑之精气皆禀受于脾，上贯于目。脾者诸阴之首也，目者血脉之宗也，故脾虚则五脏之精气皆失所司，不能归明于目矣。"突出了眼赖脾之精气的供养。脾主升清，能将精微物质升运于目，即谓"清阳出上窍"。脾气统血，血养目窍，脉为血之府，诸脉皆属于目，目得血而能视，而血液之所以运行于脉络之中不能外溢，有赖脾气的统摄。②脾气虚弱，脾失健运是导致黄斑水肿、渗出、出血的病理基础。根据陈达夫教授的眼科六经辨证之说黄斑属足太阴脾经，黄斑变性与脾的运化功能失调关系最密切。黄斑部病理改变主要是水肿、渗出、出血，而其病理过程的产生，源于脾气虚弱，脾的运化功能失常。脾气虚弱，健运失司，水谷精微无以运化转输，清气不升，浊气不降，水湿停聚眼内组织而成痰饮。《素问·至真要大论》说"诸湿肿满，皆属于脾"。故在眼底表现为黄斑水肿、渗出。气虚则水谷精微不能上养于目，目失所养则视力下降。气虚血行不畅，脉络瘀阻，或因气不摄血，血溢络外，停积成痰，在眼底可见出血、渗出、萎缩等病变，若脾失健运，湿热内蕴，水湿上泛，积聚于眼组织则为浊，热灼津液、炼液为痰则为渗出，热迫血行、血溢络外则出血，故在眼底亦表现为黄斑渗出、出血。

老年性黄斑变性的辨证应从脾入手。脾气虚弱，脾失健运为本，水湿内生、痰瘀互结为标，在诊治黄斑病变时，应以健脾、益气为治本之法，利水渗湿、化痰消瘀、软坚散结为常用治标之法。王明芳教授按病程的早、中、晚将辨证分为脾虚湿困、痰湿互结及肝肾亏虚三个基本证型[4]，早期以脾虚为主，脾虚湿困者用三仁汤加减，脾胃湿热者用三妙散加夏枯草、泽泻、猪苓，脾胃气虚者用四君子汤加减，脾胃阳虚者则用附子理中汤加减。中期根据眼底渗出及出血的轻重分别以化痰散结、活血化瘀、化痰祛瘀利水法治之，方剂则分别选用二陈汤加减、血府逐瘀汤加减、桃红四物汤合五苓散加减。晚期则平补肝肾、化痰散结，方用驻景丸加减。

案例一

王某，男，63 岁，2017 年 3 月 11 日初诊。

主诉 左眼视力下降伴视物变形半年。

现病史 患者半年前无明显诱因出现左眼视物模糊，伴视物变形。否认高血压及糖尿病病史。舌淡暗，舌体偏胖大，苔白，脉细。

专科检查 视力：右眼为 0.4，左眼为 0.12。眼压：右眼为 11.1mmHg，左眼为 9.1mmHg。眼底检查见左眼黄斑部黄白色渗出，黄斑旁可见陈旧出血，右眼底正常。OCT 示左眼黄斑水肿伴色素上皮层局部隆起，并见低反射区。FFA 提示左眼湿性老年性黄斑变性。

中医诊断 视瞻昏渺。

中医证型 脾虚血瘀。

西医诊断 老年性黄斑变性（左眼湿性）。

治法 健脾益气，活血化瘀。

中药处方 党参 30g，茯苓 15g，甘草 10g，枳实 10g，白术 10g，赤芍 15g，川芎 10g，三七 10g，生地黄 10g，桃仁 10g，红花 10g，当归 5g，蒺藜 10g，毛冬青 30g，仙鹤草 30g，密蒙花 10g。

水煎服，每天 1 剂，分次温服，共 7 剂。

2017 年 3 月 18 日二诊

刻下症 患者自觉视力稍改善。

专科检查 视力：左眼为 0.2，黄斑旁出血较前减少，后极部视网膜渗出减少。舌淡暗，舌体偏胖大，苔白，脉细。

继续原方案治疗 1 个月。

2017 年 4 月 17 日三诊

刻下症 患者左眼视力进一步改善。

专科检查 视力：左眼为 0.3，黄斑旁出血较前吸收，复查黄斑 OCT 可见黄斑水肿减轻。舌暗，苔白，脉细。原方加黄芪。

中药处方 党参 30g，茯苓 15g，甘草 10g，枳实 10g，白术 10g，赤芍 15g，川芎 10g，三七 10g，生地黄 10g，桃仁 10g，红花 10g，当归 5g，蒺藜 10g，毛冬青 30g，仙鹤草 30g，密蒙花 10g，黄芪 30g。

水煎服，每天 1 剂，分次温服，共 30 剂。

随访患者视力稳定，视物变形改善。

按语

本病病名始见于《证治准绳·杂病·七窍门》，其书中明确指出本病的视力随年龄增加而降低，直至失明，曰："若人年五十以外而昏者，虽治不复光明，其时犹月之过望，天真日衰，自然目光渐谢。"本例患者年过六旬，年老体衰，脾胃虚弱，运化无能，气血生化乏源，导致水液或痰湿停留；痰湿郁久易化火，灼伤血络。其病机为脾气亏虚，致眼底血瘀，并进一步出现水液停聚。患者病程已有半年，眼底见陈旧性出血，且合并视网膜神经上皮层水肿、黄斑区神经上皮脱离，考虑眼底有瘀血、水饮等。治疗上以四君子汤并桃红四物汤加减，健脾益气、活血化瘀以明目。方中党参大补元气，健脾养胃；脾喜燥恶湿，脾虚不运，则易生湿，故用甘苦温的白术，健脾燥湿以助运化；茯苓渗湿健脾，甘草补气和中，调和诸药，四物汤加桃仁、红花，治疗血瘀而兼有血虚者，患者眼底瘀血较重，将方中补血养阴的白芍换为活血祛瘀的赤芍，将补血滋阴的熟地黄改为凉血消瘀的生地黄，加入川芎行气活血，三七化瘀止血，当归养阴活血，从而加强全方的活血之功；加入毛冬青、仙鹤草、密蒙花、蒺藜清热凉血。治疗 1 个月后，患者左眼视力改善，但是黄斑水肿仍存在，加用黄芪 30g，以加强健脾益气、增强行气利水功效。

案例二

朱某，男，76 岁，2018 年 6 月 14 日初诊。

主诉 左眼视物模糊 5 个月余。

现病史 患者 5 个月余前无明显诱因出现左眼视物模糊，伴眼前暗影遮挡感。患者未予重视未及时就诊治疗。1 周前，患者自觉上述症状加重，随之于当地医院就诊，被诊断为"眼底出血"，建议患者行左眼玻璃体腔药物注射术治疗，患者表示拒绝。今日为求进一步治疗，随之于我院门诊就诊。刻下症见左眼视物模糊，眼前有暗影遮挡感。头晕，乏力，胃呆纳少。舌淡，苔薄腻，脉细涩。

专科检查 双眼裸眼视力：右眼为 1.0，左眼为 0.08（矫正后无明显提高）；非接触眼压：右眼为 16mmHg，左眼为 19mmHg；裂隙灯检查：双眼结膜未见明显充血，角膜透明，KP（－），AF（－），前房清，双眼晶状体、玻璃体轻度混浊；双眼散瞳后前置镜眼底检查：右眼眼底未见明显异常变化，左眼视神经盘边界清，C/D 约为 0.5，A：V 约为 1：3，黄斑中心凹反光消失，可见圆盘状水肿，伴小片状出血，周边视网膜未见明显渗出、出血及水肿。荧光素钠眼底血管造影：左眼黄斑区新生血管膜形成，荧光素渗漏，且有荧光遮蔽。

中医诊断 视瞻昏渺。

中医证型 脾胃气虚，痰湿阻络证。

西医诊断 老年性黄斑变性（左眼湿性）。

治法 益气健脾，活血化瘀，化痰利水。

中药处方 予六君子汤合二陈汤加减。

党参 20g，炒白术 20g，茯苓 15g，泽泻 15g，炙甘草 5g，制半夏 10g，陈皮 5g，丹参 15g，郁金 10g，蒲黄（包煎）15g，三七粉（冲服）10g，车前子（包煎）15g。

水煎服，每天 1 剂，分次温服，共 7 剂。

2018 年 6 月 21 日二诊

刻下症 患者自觉左眼视物较前清晰，头晕减轻，胃纳仍差。舌淡，苔腻，脉细。

专科检查 视力：右眼为 1.0，左眼为 0.1。眼底检查基本同前。原方加砂仁。

中药处方 党参 20g，炒白术 20g，茯苓 15g，泽泻 15g，炙甘草 5g，制半夏 10g，陈皮 5g，丹参 15g，郁金 10g，蒲黄（包煎）15g，三七粉（冲服）10g，车前子（包煎）15g，砂仁（后下）5g。

水煎服，每天 1 剂，分次温服，共 14 剂。

2018 年 6 月 28 日三诊

刻下症 患者自觉双眼视物较前清晰，眼前黑影变淡、变浅，头晕、乏力基本消失，胃口明显变好。舌淡，苔薄，脉细。

专科检查 视力：右眼为 1.2，左眼为 0.2。眼底检查见左眼黄斑区水肿、渗出较前明显减少，出血明显吸收。原方去砂仁加花蕊石。

中药处方 党参 20g，炒白术 20g，茯苓 15g，泽泻 15g，炙甘草 5g，制半夏 10g，陈皮 5g，丹参 15g，郁金 10g，蒲黄（包煎）15g，三七粉（冲服）10g，车前子（包煎）15g，花蕊石 15g。

水煎服，每天 1 剂，分次温服，共 10 剂。

2018 年 7 月 8 日四诊

刻下症 患者双眼视物基本同前。眼底检查示黄斑水肿基本消退，出血吸收。舌淡，苔薄黄，脉细。

中药处方 党参 20g，炒白术 20g，炙甘草 5g，制半夏 15g，陈皮 10g，赤芍 10g，当归 15g，海藻 15g，昆布 15g。

水煎服，每天 1 剂，分次温服，共 10 剂。

2018 年 7 月 22 日五诊

刻下症　患者诉左眼视物较前清晰。舌淡，苔薄白，脉细。双眼裸眼视力右眼为 1.2，左眼为 0.4，眼底检查示左眼黄斑区少许渗出。

上方基础上随证加减调治 3 个月。

2018 年 10 月 25 日六诊

刻下症　患者左眼视物较前清晰。双眼裸眼视力右眼为 1.2，左眼为 0.4，眼底检查见左眼黄斑区渗出吸收，中心凹反光隐约可见，并见色素分布不均，完善 FFA 提示黄斑区未见明显渗漏与荧光遮蔽。

终止治疗，随访半年病情稳定。

按语

《证治准绳·杂病·七窍门》认为本病"有神劳、有血少、有元气弱、有元精亏而昏渺者"。临床上本病多见于饮食不节，脾失健运，不能运化水湿，浊气上泛；或情志内伤，肝失疏泄，肝气犯脾，脾失健运，气机阻滞，血行不畅为瘀，津液凝聚成痰，痰瘀互结，遮蔽神光则视物不清；或老年肝脾肾亏虚，精血不足，目失濡养，以致神光黯淡等。其中环节与脾关系密切，治疗时应注重健脾运脾，脾健运，则诸症除。

本例患者年近八旬，脾胃本虚，脾气虚弱，血失统摄，目中血络受损而致黄斑区出血，瘀血不去，脉络瘀滞，新血不生，日久失养，故治重在健脾益气，活血化瘀；在眼征方面，玻璃膜疣、渗出及浆液性视网膜脱离为痰湿所致；而痰湿的治疗，以化为主；又由于湿性凝滞，而气能行湿，故化湿痰离不开理气。故本例辨证为脾胃气虚、痰湿瘀阻，治宜益气健脾、活血化瘀、化痰利水，方用六君子汤合二陈汤加减。患者疾病早期眼底出血明显，故加强凉血、止血、化瘀之力。方中党参、炒白术甘温补脾益气；茯苓、泽泻、车前子健脾利水渗湿；丹参、郁金、蒲黄、三七粉凉血化瘀，止血不留瘀；陈皮、制半夏理气燥湿；炙甘草调和诸药。二诊时患者胃纳欠佳，考虑痰湿困脾，故在原方基础上加入砂仁以增强健脾化湿之力。三诊患者诸症改善，眼底检查见左眼眼底少许陈旧出血、渗出、水肿，去砂仁，加入花蕊石以增强化瘀通络之力。黄斑疾病后期，患者眼底出血基本吸收，水肿基本消退，此时应加强软坚散结之力，以促进渗出吸收，避免黄斑区瘢痕形成。

第三节　补土理论治疗中心性渗出性脉络膜视网膜病变

中心性渗出性脉络膜视网膜病变（central exudative chorioretinopathy，CEC）简称"中渗"。眼底表现类似老年性黄斑变性，但病灶较老年性黄斑变性者为小。多为孤立的渗出灶，伴有出血。本病曾有青年性黄斑变性或出血性黄斑病变之称，其致病为不同原因的炎症，引起视网膜下新生血管膜形成，发生浆液性和（或）出血性色素上皮和（或）神经上皮脱离。经对症抗炎治疗病情可得到控制。患者多为中青年，起病年龄为32~38岁，单眼发病居多。在祖国医学中无此病名称。《目经大成·视惑论》曰："此目人看无病，但自视物色颠倒紊乱，失却本来面目，如视正为斜……"《证治准绳·杂病》又曰："视直物如曲弓弦，界尺之类视之皆如钩。"类似于现代中医学"视瞻有色"、"视瞻昏渺"范畴。

中渗的病因病机多归虚证，脏气不足，阴阳偏盛，与心、脾、肾三脏的功能失调有关。陈达夫的"内眼结构与六经对应学说"认为黄斑属脾，脉络膜属心。病机主要是情志抑郁，肝气不舒，疏泄失职，致气滞血瘀；或久郁化火，肝火上炎，灼伤血络，迫血妄行，或脾虚气弱，统摄无权，血溢络外；或虚火上炎，灼铄血络，血溢络外而致网；以及饮食不节，湿热痰浊内蕴，上犯清窍；劳瞻竭视，精血不足，肝肾阴亏，目失滋养而发为本病。

本病西医方面目前尚无特效的治疗方法。普通激光适应证很有限，黄斑中心凹病变禁忌激光治疗；经瞳孔温热疗法（TTT）治疗有效，此方法对术者要求高，能量没有明确的定量标准；光动力激光疗法（PDT）治疗可以封闭已经发生的新生血管，但不能阻止新生血管再次产生，且治疗费用昂贵；曲安奈德、抗新生血管药物玻璃体注射治疗要求严格无菌操作，甚至需多次玻璃体注射治疗。中医药治疗本病有确切的疗效，在一定程度上可以缓解症状，减少出血和渗出，防止和减轻视网膜下新生血管的形成。

临床上各医家根据自己的辨证施治体会提出不同观点。现代医家认为：①黄斑水肿渗出，多为肝气犯脾，水湿停聚所致；水肿消退，遗留渗出物，多为气血瘀滞；若新旧渗出物混杂，多为阴虚火旺；若渗出物较为陈旧，多为肝肾不足。若黄斑水肿经久不消，多属脾肾阳虚，气化不利，水湿停滞。②黄斑部出血，多为思虑过度，劳伤心脾，脾不统血；或热郁脉络；或阴虚火旺所致。③黄斑色素沉着，多为肝肾不足。本病总的来说多为肝郁、脾虚、痰热、阴虚等证型。热邪入络型多见于发病早期，黄斑部见灰白色浸润性病灶，伴有出血和水肿，可兼有视力下降，口苦咽干，口渴喜饮，便结溲黄，舌偏红，苔薄黄，脉弦，治宜清热凉血，化瘀止血，用龙胆泻肝汤合生蒲黄汤加减：生蒲黄、黄芩、仙鹤草、生地黄、龙胆草、牡丹皮、玄参、墨旱莲、荆芥炭、当归、泽泻、茯苓、白术等。肝郁化火型：黄斑部常见出血和渗出，或色素紊乱，可兼有头晕目眩，口苦胁痛，胸闷不畅，视物不明，视直如曲，舌质红，苔黄，脉弦数，治拟疏肝降火，止血活血，用丹栀逍遥散加减：当归、牡丹皮、山栀子、黄芩、生地黄、泽泻、夏枯草、茯苓、白术、柴胡、制香附、仙鹤草、三七粉等。阴虚火旺型：黄斑部常见机化瘢痕，色素增殖，可兼有头晕耳鸣，失眠多梦，口干咽燥，目内干涩，视物模糊，舌质红，舌苔薄，脉细数，治宜滋阴降火，化痰散结，用知柏地黄汤合二陈汤加减：茯苓、泽泻、生地黄、党参、川芎、陈皮、知母、黄柏、姜半夏、丹参、茺蔚子、浙贝母等。

案例

梁某，男，48岁，2019年3月18日初诊。

主诉 双眼视物模糊1年。

现病史 患者1年前出现双眼视物模糊，外院查FFA提示双眼黄斑水肿、脉络膜新生血管（CNV）黄斑出血，当时未予特殊治疗，随后症状加重，患者遂至我院眼科门诊就诊。大便量少，纳可，眠差。舌淡红，苔薄白，脉细。

专科检查 视力：右眼为0.5，左眼为0.5。双眼前节未见异常，眼底见黄斑水肿，黄斑下方片状萎缩灶，中心凹反光（-）。OCT检查提示双眼黄斑水肿。

中医诊断 视瞻昏渺。

中医证型 脾虚湿瘀。

西医诊断 中心性渗出性脉络膜视网膜病变（双眼）。

治法 健脾化湿，活血化瘀。

中药处方 黄芪30g，茯苓30g，薏苡仁30g，甘草10g，五指毛桃30g，党参30g，泽泻10g，白茅根10g，桑白皮15g，桂枝10g，枳实10g，蒺藜15g，陈皮15g，竹茹10g，密蒙花15g，丹参30g，三七10g，苍术15g。

水煎服，每天1剂，分次温服，共14剂。

2019年4月1日二诊

刻下症 患者诉双眼视力较前提高，视物光亮度改善。双眼裸眼视力右眼为0.6，左眼为0.6，眼底检查见双眼黄斑中心凹反光隐约可见。

守方继续服用2周，2周后复查黄斑OCT可见双眼黄斑水肿较前减轻。

按语

本例患者正值中年，不足五十岁，黄斑属脾土，本病患者以黄斑水肿为主。患者脾胃本虚，脾气虚弱，脾失健运，水湿上泛，聚湿生痰；患病日久，气虚血瘀，瘀血不去，脉络瘀滞，新血不生，日久失养，故治重在健脾益气、活血化瘀。故本例患者辨证脾虚湿瘀，治宜健脾化湿、活血化瘀。方中重用黄芪、党参、五指毛桃、茯苓、薏苡仁等药物，旨在健补脾土、利水渗湿。其中黄芪是著名的补气良药，性温、味甘，为眼科常用补益药。此方中黄芪用于患者因气虚失运、水湿停聚所引起的黄斑水肿等。党参也有健脾补气作用，与黄芪合用以增强健脾补气之功效。薏苡仁味甘、淡，性凉，具有利水渗湿健脾之功，加强消除黄斑水肿之力。泽泻具有利水、渗湿的功效，在此方中与诸补气药与渗湿药合用可加速消除黄斑水肿，为眼科常用利水渗湿药。二诊时患者诸症改善，水肿逐渐消退，续服原方，继续健脾化湿、活血化瘀治疗。

参 考 文 献

[1] 周尚昆. 唐由之治疗中心性浆液性脉络膜视网膜病变经验[J]. 中国中医眼科杂志，2011（21）：26-28

[2] 于晓林，黄霄，王明芳. 191 例黄斑病变辨证分析[J]. 成都中医药大学学报，2001（24）：32

[3] 王莉，梁凤鸣，刘婉君. 黄斑病变从脾论治探讨[J]. 陕西中医，2009（9）：1189

[4] 梁凤鸣，王莉，雷晓琴. 王明芳教授治疗老年性黄斑变性的经验[J]. 成都中医药大学学报，1997（2）：3-4

第八章 补土理论治疗目系疾病案例

❀ 第一节 补土理论治疗视神经炎 ❀

视神经炎根据炎症发生的部位常分为视神经盘炎和球后视神经炎。视神经盘炎是视神经盘局限性炎症，本病以发病急、视力严重受损和瞳孔光反射异常为临床特点。本病多累及双眼，亦可先后发病。40 岁以下者占 86%。经治疗一般预后较好，若不能积极治疗，最终可形成视神经萎缩。球后视神经炎为视神经穿出巩膜后在眶内段、管内段及视交叉前的颅内段所发生的炎症。《证治准绳·杂病·七窍门》曰："平日素无他病，外不伤轮廓，内不损瞳神，倏然盲而不见也。"二者通常归属于中医学"目系暴盲"范畴。

视神经炎的病因通常与外感六淫、情志内伤、饮食不节等有关。其病变脏腑多与脾胃相关。李杲《脾胃论·脾胃胜衰论》言："脾胃不足之源……当从六气不足、升降浮沉法，随证用药治之。盖脾胃不足，不同余脏，无定体故也。其治肝心肺肾有余不足，或补或泻，惟益脾胃之药为切。"故本病治疗当以调理脾胃为主。韦氏在治疗目系疾病中，重视调理脾胃，多获良效："脾气虚弱，致清阳下陷，清窍失养，治宜益气升阳，滋阴明目，方用补中益气汤为主，适加滋阴益肾名目之品。如脾胃虚寒，腹胀肠鸣，治宜益气健脾、温中散寒，方用香砂六君子汤为主，适加温中散寒之品。"[1]

视神经炎是导致青、中年人群急性视力下降的常见视神经疾病，目前主要的治疗方式是大量激素静脉冲击，使用 β 干扰素、免疫抑制药等，该方法除产生相应的并发症外，大量使用激素常会产生多种毒副作用。研究表明，中医药治疗视神经炎可以改善微循环、增加血供、加速炎性物质的吸收消散、减轻视神经的髓鞘水肿，可以改善症状，疗效稳定[2]。单纯中医药制剂、单纯针灸、中医药制剂和针灸结合、针灸和西医激素结合、中医药制剂和激素联合、针灸中药激素联合应用，在临床均有较好的疗效。故本病中医治疗，从整体辨证出发，以调理脾胃为主，除可减轻激素带来的毒副作用外，还可从本病自身的病因病机入手，达到脾平目和。

案例一

欧某，女，20 岁，2018 年 5 月 11 日初诊。

主诉　左眼视力急剧下降 5 天。

现病史　患者 5 天前无明显诱因出现左眼视力骤降。全身情况：形体中等，面色虚浮淡白，精神萎靡不振，心悸，自汗，大便溏薄，舌质胖淡，边有齿痕，苔薄白，脉沉细弱。平素易感冒，月经量少，色淡红，经期多有头晕腰酸的症状。

专科检查　裸眼视力：右眼为 0.6，左眼为 0.02（均不能矫正），非接触性眼压：右眼为 15mmHg，左眼为 17mmHg；双眼前节炎症（－），瞳孔圆，大小约 3mm，左眼直间接对光反射迟钝，晶状体、玻璃体未见混浊，视神经盘边界欠清，色稍红，余未见异常。视野：左眼中心视野相对中心暗点。P-VEP：左眼 P100 波潜伏期显著延长，左眼 128ms。FFA：左眼造影后期视神经盘下方轻度染色。头颅 MRI 未见异常。血、尿常规及肝肾功能未见异常。

中医诊断　目系暴盲。

中医证型　脾肾阳虚证。

西医诊断　球后视神经炎（左眼）。

中药处方　黄芪 60g，太子参 15g，白术 10g，茯苓 15g，升麻 3g，柴胡 6g，菟丝子 30g，枸杞子 10g，山药 15g，法半夏 10g，当归 15g，炙甘草 10g。

水煎服，每天 1 剂，分次温服，共 7 剂。

2018 年 5 月 18 日二诊

刻下症　患者自觉视力稍改善，舌质淡，边有齿痕减少，苔薄，脉沉细弱。

专科检查　视力：左眼为 0.3，视神经盘边界稍清。

继续原方案治疗 1 个月。

2018 年 6 月 18 日三诊

刻下症　患者左眼视力进一步改善，舌质淡，苔薄，脉沉细弱。

专科检查　视力：左眼为 0.6，视神经盘边界清，复查视野双眼正常。P-VEP：左眼正常。全身不适症状消失。

随诊观察 1 年无复发。

按语

《灵枢·大惑论》曰："五脏六腑之精气，皆上注于目而为之精。"眼之能视有赖于五脏六腑之精气的濡养。脾主运化水谷，为气血生化之源，脾主升清，将精微物质上贯于目，故目得清阳之气的濡养则视物清明。《素问·上古天真论》又言："肾者主水，受五脏六腑之精气而藏之。"眼的视觉正常与否，与肾所藏脏腑之精气充足与否关系至为密切。目系暴盲不外六淫外感或五志过极，肝火循肝经上扰目系；肝失条达，气机郁滞，上窒目系，神光受遏；素体虚弱，脾肾气血亏虚，目系失养。今者脾肾不足，目失所养则视物昏蒙；脾虚，卫不固表，故见自汗；面失华润，则见面色虚浮淡白；气血生化乏源，神失所养，则见心悸，精神萎靡不振；腰为肾之府，肾虚则见腰酸。舌质胖淡，边有齿痕，苔薄白，脉沉细弱均为脾肾亏虚之象。予益气升阳滋肾之法而达明目之目的。方中黄芪、太子参、白术、茯苓、甘草补气健脾，熟地黄、菟丝子、枸杞子滋阴补肾，升麻、柴胡升举清阳之气，使脾胃健旺，肾精充盛，气血调和，病无由生。续诊患者症状逐渐好转，视力明显提高，视神经盘边界渐清，视功能检查恢复，故继续补益脾肾治疗。

案例二

严某，女，32岁，2017年9月2日初诊。

主诉 双眼视力下降1周。

现病史 1周前患者不慎受凉发热后出现双眼视力下降。最高体温为39℃，予退热、补液对症处理后，体温降至正常，后常感疲惫乏力，头晕不适。现症见双眼视物模糊，面色萎黄，唇舌色淡，少气乏力，偶有头晕，食欲不振，眠差，无发热恶寒，二便调。月经量少，色偏淡。舌淡，苔白，脉沉细无力。

专科检查 裸眼视力：右眼数指/30cm，左眼数指/30cm，非接触性眼压：右眼为19mmHg，左眼为20mmHg；双眼结膜充血（-），角膜透明，前房中深，KP（-），AF（-），瞳孔等大圆形，直径约3cm，直接对光反射迟钝，晶状体透明；眼底检查：双眼视神经盘色充血，边界模糊，尤以鼻侧为甚，C/D约为0.4，A：V为2：3；黄斑中心凹反光（-），后极部视网膜未见明显出血、渗出及水肿。

中医诊断 目系暴盲。

中医证型 心脾两虚证。

西医诊断 视神经盘炎（双眼）。

治法 益气补血，健脾养心。

中药处方 予归脾汤加减。

白术15g，党参15g，黄芪30g，当归15g，茯神10g，远志10g，酸枣仁10g，木香5g，龙眼肉10g，大枣10g，生姜3片。

水煎服，每天1剂，分次温服，共7剂。

2017年9月9日二诊

刻下症 患者自觉视物稍清晰。舌淡，苔薄白，脉沉细无力。

专科检查 视力：右眼为0.08，左眼为0.08，视神经盘边界稍清。

继续原方案治疗1个月。

2017年10月10日三诊

刻下症 患者双眼视力进一步改善，舌淡，苔薄白，脉沉细。

专科检查 视力：右眼为0.6，左眼为0.6，视神经盘色淡红，边界清，全身不适症状消失。

随诊观察1年无复发。

按语

青盲之证，眼外部及瞳神、气色、形态无异，仅视物渐糊不明。明代《古今医统大全》认为乃属酒色太过，内伤肾气所致，同时提出应与翳膜遮蒙、瞳神反背相鉴别。现今认为本证多为体虚标实，脾胃为后天之本、气血生化之源，故外感后寒凉退热多致脾虚，亦有命门火衰，以致脾肾阳虚，精微不化，不能运精于目；脾虚则化源不足，气血衰少，而见面色萎黄、少气乏力、月经量少、色偏淡、舌质淡、脉沉细无力，脾升清阳，清阳不升则见头晕，心主血而藏神，脾主思而藏意，心脾气血两虚则神无所主，意无所藏，故见眠差。气血亏虚，目系失养，发为本病。故方用归脾汤加减，益气补血，健脾养心。方中黄芪甘温，补脾益气；龙眼肉甘平，既补脾气又养心血；党参、白术皆为养脾气之要药，与黄芪相伍，增其补脾之功；当归补血养心，酸枣仁宁心安神，二药与龙眼肉相伍，补心血、安神志之力更强；茯神养心安神、远志宁神益智，更加用木香理气醒脾，补而不滞，并用生姜、大枣调和脾胃，以资化源。心脾得补，气血得养，诸病自除。

第二节　补土理论治疗缺血性视神经病变

缺血性视神经病变系视神经的营养血管发生急性循环障碍所致。一般以视网膜中央动脉在球后9～11mm进入视神经处为界线，临床上可分为前部缺血性视神经病变和后部缺血性视神经病变；前者系由于后睫状动脉循环障碍造成的视神经盘供血不足，使视神经盘急性缺氧水肿；后者系筛板后至视交叉的视神经血管发生急性循环障碍，因缺血导致视神经功能损害的疾病。本病多发生于中老年人，平均49岁。多双眼先后发生，相隔数周或数月、数年不等。视力损害轻者，则表现为某象限"发黑"，重则失明。本病相当于中医学"目系暴盲"或"视瞻昏渺"范畴。

《灵枢·大惑论》谓："五脏六腑之精气，皆上注于目而为之精。"目系功能及病变与脏腑功能正常与否密切相关。《四圣心源·天人解》又谓："四象即阴阳之升降，阴阳即中气之浮沉……不过中气所变化耳。"正因为中土的气机升降变化，全身脏腑的生理功能才得以正常运行。本病的病因病机在《抄本眼科》有所阐述："落气眼不害疾，忽然眼目黑暗，不能看见，白日如夜，此症乃元气下陷，阴气上升。"故临床治疗中每多用益气升阳之品。

缺血性视神经病变是一种复杂难治的视神经病变，西医疗法主要为及时给予大剂量糖皮质激素，同时采用营养神经、改善循环、降眼压等治疗。中医方面，高健生[3]认为本病病机以气虚为主，气虚生化不足，导致营亏、血虚或长期患慢性病，伤精耗气，使化血之源枯竭而致病。故本病病因病机为气虚下陷，目失其养，目系失常，治疗应以益气升阳为主。

案例一

黄某，男，63 岁，2018 年 6 月 3 日初诊。

主诉 左眼视力锐减 3 周余。

现病史 3 周前患者无明显诱因出现左眼视力骤降。现症见：左眼视物模糊，全身乏力，头身困重，食少纳呆，兼见情志抑郁，胸胁胀痛，舌质淡，苔白腻，脉细弦。

专科检查 裸眼视力：右眼为 0.5，左眼为 0.06（矫正均不能提高）。视野左眼有与生理盲点相连的鼻上方扇形缺损，右眼视野正常。双眼结膜充血（-），角膜透明，KP（-），AF（-），瞳孔等大等圆，左眼直接对光反应迟钝，晶状体轻混。眼底检查：左眼视神经盘色淡白，边界不清，轻度水肿，动脉细静脉充盈，黄斑部中心凹反光未见，色素紊乱；右眼底视神经盘色淡红，边界清，后极部视网膜未见出血、渗出及水肿

中医诊断 目系暴盲。

中医证型 脾虚肝郁证。

西医诊断 缺血性视神经病变（左眼）。

中药处方 党参 15g，黄芪 30g，法半夏 12g，白术 15g，茯苓 20g，川芎 10g，车前子（布包）30g，柴胡 15g，陈皮 12g，防风 6g，三七 3g。

水煎服，每天 1 剂，分次温服，共 10 剂。

2018 年 6 月 13 日二诊

刻下症 患者自觉左眼视物较前清晰。舌质淡，苔白腻，脉细弦。

专科检查 视力：右眼为 0.6，左眼为 0.2；左眼眼底视神经盘水肿明显减轻。

继续原方案治疗 2 周。

2018 年 6 月 28 日三诊

刻下症 患者左眼视力进一步提高。舌质淡，苔腻，脉弦。

专科检查 视力：左眼为 0.4，右眼同前。左眼底视神经盘水肿完全吸收。

在原方基础上稍随症加减，继服 2 个月后，查视力显示右眼为 0.8，左眼为 0.6，左眼中心周边视野均正常。

按语

脾为后天之本，气血生化之源，脾健则气血生化有源，五脏六腑、四肢百骸皆得其养；目为清窍，需要后天之气的滋养。目居上窍，依赖气升腾之精的濡养来发挥其正常的生理功能。脾胃气虚则不能运化水谷精微敷布水液，不能充泽五脏而上灌五轮，便致目中真气虚少，无力循行于经络之中，目便失于温煦濡养。脾虚则失其运化之职，水反为湿，谷反为滞，湿浊、痰瘀、积滞无不由生。脾主升清，胃主降浊。脾的功能正常，脾能将后天之气源源不断供给目窍，气机升降

功能正常则目络通畅；反之，升降功能异常则目络瘀阻，气血不能上注于目，目系失养而发病。本例患者年过六旬，年老体衰，脾胃虚弱，运化无能，气血生化乏源，导致水液或痰湿停留，并且患者情志抑郁，土虚木郁，故以健脾渗湿疏肝为法，配以活血之品。方中党参、黄芪补益脾胃之气，白术、茯苓健脾渗湿，陈皮、法半夏理气行滞，车前子利湿，从下而去，柴胡、防风疏肝理气，酌情加用川芎、三七活血，脾运湿去，气顺血行，故目系得养，神光得复。

案例二

周某，女，57 岁，2019 年 5 月 24 日初诊。

主诉　双眼眼胀不适 2 年。

现病史　患者 2 年前开始偶尔出现双眼胀痛不适，一直未予重视，后症状加重，遂至我院就诊，入院完善动态眼压检查排除青光眼诊断，考虑为双眼缺血性视神经病变。现患者自觉双眼视蒙，伴干涩、酸胀、疲劳不适，舌淡，苔黄腻，脉弦细。

专科检查　视力：右眼为 0.6，左眼为 0.6，双眼前节未见异常，眼底见视杯增大，左眼视神经盘色淡，边界清晰，黄斑区未见明显异常。

中医诊断　青风内障。

中医证型　脾肾两虚，痰瘀阻络。

西医诊断　缺血性视神经病变（双眼）。

治法　健脾补肾，活血化痰。

中药处方　山药 15g，党参 20g，麦冬 15g，五味子 10g，何首乌 15g，蒺藜 15g，蕤仁 15g，密蒙花 15g，乌豆衣 10g，丹参 30g，合欢皮 30g，天麻 10g。

水煎服，每天 1 剂，分次温服，共 14 剂。

2019 年 6 月 24 日二诊

刻下症　患者诉视物较前清晰、光亮，查视力双眼为 0.6+。

原方续服 14 剂，随访病情稳定。

按语

脾为后天之本，肾为先天之本，先天之本依赖后天之本的濡养，后天脾生化的气血滋养先天肾之精髓。患者为老年女性，脏腑功能逐渐衰退，脾肾两虚，痰瘀阻络，气血难继，则双眼视蒙；阴津难达目系，目失所养，则干涩、疲劳不适，痰瘀阻络，气机壅滞则见双眼酸胀。而舌淡，苔腻，脉弦细，舌淡为脾虚之象，苔腻为脾失健运，湿浊内盛，阳气被阴邪所抑制而造成，舌脉皆为脾肾两虚、湿瘀阻络之象。故方用健脾补肾，祛痰化瘀为法，方中党参、麦冬益气养阴，五味子酸收，配伍党参补固正气，配伍麦冬收敛阴津，何首乌补肾活络，蒺藜、密蒙花活血散风明目，蕤仁疏风明目，合欢皮、天麻和血通络，丹参行气活血，使全方补而不滞；脾肾健旺，气血得源，气机顺畅，目系得养。

案例三

林某，女，42岁，2019年2月19日初诊。

主诉 左眼视力骤降2个月余。

现病史 左眼2个月余前无明显诱因下出现视力骤降，完善FFA检查考虑为左眼缺血性视神经病变，要求中医治疗来诊。平素面唇色淡，纳、眠欠佳，二便调。舌淡，苔薄白，脉沉细数，血常规提示贫血，心电图提示心肌缺血改变。

专科检查 左眼视力为0.04，眼底见左眼视神经盘色偏淡，边界模糊，盘沿小片出血，黄斑中心凹反光（+）。

中医诊断 暴盲。

中医证型 肝郁脾虚。

西医诊断 缺血性视神经病变（左眼）。

治法 疏肝健脾，活血明目。

中药处方 白术30g，防风5g，陈皮5g，白芍20g，五指毛桃40g，党参20g，茯苓20g，山药20g，丹参30g，水蛭5g，益母草30g，煅龙骨（先煎）30g，煅牡蛎（先煎）30g，黄芩15g，炙甘草5g。

水煎服，每天1剂，分次温服，共7剂。

2019年3月11日二诊

刻下症 患者左眼视物较前清晰。舌淡，苔薄白，脉沉细，左眼视力提高至0.4。

原方续服7剂。

2019年4月1日三诊

刻下症 患者左眼视力提高至0.8，后续复诊视力稳定于1.0。

按语

《目经大成·暴盲》曰："今而暴盲，盖气先中于邪，气既受邪，必传与血，所谓气病血亦病也。再一有失脱，则气为孤阳，有如烈火，血为独阴，几等寒水耳。"暴盲发作，先有邪气，邪气内传气血，患者平素气血两虚，故以面唇色淡。《素问·评热病论》中云："邪之所凑，其气必虚。"故以痛泻要方为底方，《医方集解·和解之剂》云："此足太阴、厥阴药也……数者皆以泻木而益土也。"本病患者平素面唇色淡，脾气不足，阴血虚弱，目得血而能视，气血虚则目系失养；气机滞塞，目系郁闭，视力骤降。故本病治疗以疏肝健脾兼能外散风邪，更加龙骨、牡蛎以息风平肝，再益黄芩，仿侯氏黑散以增沉降之力，配以五指毛桃、党参、茯苓、山药、益母草以健脾养血，血虚日久成瘀，故见舌淡暗，加丹参、水蛭去瘀通络，全方配伍得当，药后患者视力恢复如前。

第三节　补土理论治疗视神经萎缩

　　视神经萎缩是由多种原因所造成的视神经纤维的退行性变。诸如眶内、颅内肿瘤，视神经的炎症、缺血、外伤，眼底炎症，血管疾病，中毒、代谢性与营养不良性疾病及遗传因素等均可引起。其病理改变为视神经纤维变性、坏死，髓鞘脱失而导致神经传导功能丧失。临床把视神经萎缩分为原发性、继发性及上行性三种。本病眼外观端好，视物日渐昏蒙，终至盲无所见，故本病属中医眼科学之"青盲"范畴。

　　青盲者，多责之虚，《诸病源候论·目病诸候》曰："（青盲者）是脏腑气血不荣于睛。"《兰室秘藏》亦云："夫五脏六腑之精气皆禀受于脾，上贯于目。"故一旦脾气虚弱，目系失养，则即使眼球黑白分明，外托三光，目系也无力发越神光。因此，本病临床多见于虚证，并见虚中夹实，故在治疗中当补虚为主，辅之祛邪。

　　本病病因繁多，病理机制复杂，病情呈进行性发展，预后不佳，是眼科疑难疾病，西医对本病尚无理想疗法。目前西医治疗除针对病因进行相应的治疗外，常使用神经营养药物。研究发现[4]，益气养阴、活血化瘀法可有效提高青光眼术后患者视力，改善眼压和视野，血液流变学指标改善可能是益气养阴、活血化瘀法的作用机制。而中医整体观、辨证论治，常在本病的治疗中发挥其巨大的作用，本病多为慢性病程，久病多虚多瘀，故以益气活血为主法。

案例

　　王某，男，66 岁，2018 年 7 月 16 日初诊。

　　主诉　双眼视力减退 3 个月。

　　现病史　患者 3 个月前无明显诱因出现双眼视物模糊。全身症见：患者神清，精神可，面色欠润，小便频数，纳、寐可，大便调，舌质暗淡，苔薄白，脉缓无力。

　　专科检查　裸眼视力：右眼为 0.2，左眼为 0.1（矫正均不能提高）；非接触性眼压：右眼为 10mmHg，左眼为 12mmHg；双眼前节未见明显异常，眼底检查：双眼视神经盘色淡白，动脉明显变细，黄斑中心凹反光（-），后极部视网膜未见出血、渗出及水肿。FFA：提示双眼视神经病变。视神经 OCT 提示双眼视神经盘视神经纤维层明显弥漫性变薄。视野：双眼视野大部分缺损。头颅及眼眶 CT 未见明显异常。

　　中医诊断　青盲。

　　中医证型　气虚血瘀证。

　　西医诊断　视神经萎缩（双眼）。

治法 益气活血，祛瘀通络。

中药处方 予补阳还五汤加减。

黄芪30g，当归15g，赤芍15g，地龙10g，川芎10g，红花5g，桃仁10g。

水煎服，每天1剂，分次温服，共7剂。

2018年7月24日二诊

刻下症 患者自觉双眼视力明显改善，舌质暗淡，苔薄白，脉缓。裸眼视力右眼为0.4，左眼为0.3。

续服前方1个月。

2018年8月30日三诊

刻下症 患者双眼视物较前清晰。舌质暗淡，苔薄白，脉缓。裸眼视力右眼为0.6，左眼为0.4，双眼视神经盘颜色淡红。

每月复诊1次，随诊1年，视力稳定。

按语

本病是指眼外观正常，唯视力逐渐下降，多由视瞻昏渺、暴盲等病失治转变而来。本病由患者年老体衰，脏腑精气衰退，气虚血滞，脉络瘀阻所致。正气亏虚，不能行血，以致脉络瘀阻，面不荣于色，故见面色欠润。气虚失于固摄，则见小便频数，舌暗淡，苔薄白，脉缓无力，皆为气虚血瘀之证。气虚血瘀，目系无法发越神光，则变生青盲。故本案以益气通络为法，方中重用黄芪，甘温大补元气，使气旺以促血行，瘀去络通；当归活血通络而不伤血；赤芍、川芎、红花、桃仁助当归活血祛瘀，地龙通经活络，力专善走，并引诸药直达络中。合而用之，则气旺、瘀消、络通诸症可愈。

参 考 文 献

[1] 韦文贵，韦玉英，邱德文. 中医眼科方剂的研究[J]. 贵州医药，1985，5：26

[2] 贾林珍. 糖皮质激素类药物的临床应用研究[J]. 世界最新医学信息文摘，2015，15（81）：78-79

[3] 杨薇. 高健生学术思想与益气升阳举陷法治疗眼科疾病临床经验整理研究[D]. 北京：中国中医科学院，2012

[4] 严立群，魏伟. 益气养阴活血化瘀法对青光眼术后视神经的保护作用研究[J]. 现代中西医结合杂志，2018，27（18）：1972-1974，2042

第九章 补土理论治疗儿童眼病案例

第一节 补土理论治疗近视

在调节放松状态时，平行光线经眼球屈光系统后聚焦在视网膜之前，称为近视（myopia）。近视是影响现代人群视力最大的威胁之一。随着发病率的逐年攀升及明显的上升趋势，儿童已经成为我国近视的高发人群。

处于身心发育的高峰期视力下降必然会影响到身心的健全发展。目前医学界普遍认为近视的发生与发展均受遗传、环境、年龄等多方面的影响。近视的遗传易感性在大量相关研究中得到证实。父母的近视基因可以通过基因传递的方式遗传到下一代，对个体的近视发展产生非常大的推进作用。环境因素包括近距离工作、视觉环境、营养因素等。关于近视的西医病机尚无定论，目前主要的相关学说有调节学说、光学离焦学说、形觉剥夺学说、巩膜主动塑形学说、生物活性物质作用学说等，其中前三种是目前的主流学说。近视的矫正，必须经过准确的验光来确定近视度数，再选择恰当的凹透镜来矫正，矫正可选框架眼镜或角膜接触镜，也可在医生指导下，有条件的选择屈光手术。

中医学在近视方面的认识已有很长的历史。中医学中近视的概念是指能看清近处的物体，看远处的物体模糊不清。近视之名始见于《目经大成》，在这之前古籍中多以"目不能远视"及"能近怯远症"论之。

在中医病因病机方面，《目经大成·近视》中称其为"脾肾虚损，泄不已，因而近视"。青少年近视"经气失达、神光发越受阻"是发病的外在表现，而脏腑特别是"肾阳亏虚"是发病的关键因素。此认识与"近视乃火少"（《审视瑶函·识病辨证详明金玉赋》）、"盖阳不足，阴有余，病于火者，固光华不能发越于外，而收敛近视耳"（《证治准绳·杂病》）、"盖能近视不能远视者，多由命门真火不足，为病则光华俛敛，肾中真阳不足以回光自照"（《眼科六要》）、"近视清明远视昏，阳光不足被阴侵"（《医宗金鉴·能近怯远歌》）的经典理论相符。《灵枢·大惑论》曰："阴阳合抟而精明也。"阴阳乃目视精明之基础，肾所寓阴阳直接影响眼的视觉功能。先天肾气为小儿生长发育的动力，但肾的元阴元阳在出生之后，全由后天之本的脾化生气血以滋养。由于小儿生长发育迅速，而脾胃的运化功能尚未健全，相对感到不足，势必影响先天之气。小儿天癸未至，其肾水不足易见，而后天之气之所以能够化生气血，又必须依赖先天之气的温运资助。小儿肾气未盛，脾亦不足。故万氏在《育婴家秘·五脏证治忌论》中，将此总结为"脾常不足肾常虚"。故脾阴不足，肾阴亦亏，并可引起肝火内炽，胃火上行。或土不制水，肾水泛滥；脾虚不能生血，但生湿化痰、停食生虫、痞积瘀血。脾病及肾，肾为先天之本，赖后天之本脾的滋养。脾病易致肾失养，而耗损肾中先天精气。《脾胃论》曰："盖饮食入胃，游溢精气，上输于脾，脾气散精，上归于肺，冲和百脉，颐养神明，利关节，通九窍，滋志意者也。"脾转运水谷精微，营养全身脏腑，具有调和五脏阴阳之功。脾与脑也有密切关系，脾失健运，气血津液生化不足，则髓海不充，真气不足，脑失所养，九窍不利而见健忘、头昏眼花、耳鸣等。

　　自古便有针刺治疗五官疾病的相关记载，其理论基础是十二经脉理论。中医学认为眼与经络的关系密切，眼及眼的周围经络分布周密，源源不断输送气血濡养于目。《灵枢·邪气脏腑病形》曰："十二经脉，三百六十五络，其血气皆上于面而走空窍，其精阳气上走于目而为睛。"提示眼睛与全身脏腑之间，有许多经络相互连接，构成了具有一定联系的有机整体。正因为众多经络不断地往眼睛输运气血，眼睛才得以发挥正常的视觉功能。经络气血流畅、功能正常是目能运动、视物的保证。若经络气血阻滞，目中气血不能运行，清窍闭塞，神光不能发越而成近视。《证治准绳·杂病》则是这样描述的："此证非禀受生成近视，乃平昔无病，素能远视，而急然不能者也，盖阳不足阴有余，病无火者，故光华不能发越于外，而收敛近视。"说明近视不仅与平时不良用眼习惯有关，主要的发病原因为脏腑经络。精气是构成人体并维持生命活动的物质基础。《素问·上古天真论》说："肾者主水，受五脏六腑之精而藏之。"《灵枢·大惑论》说："目者，五脏六腑之精也。"说明目以精为本，眼的形成及眼的视瞻功能均依赖于五脏六腑精气的濡养，即《素问·脉要精微论》所言："夫精明者，所以视万物，别白黑，审短长；以长为短，以白为黑，如是则精衰矣。"

　　根据"脾肾不足为病"的病机特点，我们在大量临床实践和理论研究的基础上，结合青少年近视自身发病特点，创建了"健脾温肾，宣导经气，发越神光"的治则治法。脾胃为中土，是脏腑生理功能活动的核心，通过气机升降来调控脏腑功能，其气机升降失常可导致其他脏腑功能的失调，变生各种疾病。因此以健脾温肾为主，兼以针刺脾经肾经之脉，宣导肾经之气，通达脑目，发越神光。

案例一

杜某，女，5岁，2011年7月8日初诊。

主诉　双眼视蒙2年余。

现病史　患儿约于3岁时体检发现双眼视力不好，经到外院诊为"先天性近视，弱视"。外院行弱视治疗后戴镜矫正视力好转，但近视度数增长较快，为寻求中医治疗，遂到我院就诊。平时胃纳一般，不爱吃蔬菜，大便硬，睡眠可。舌淡红，边有齿印，苔薄白，脉细。

专科检查　自镜视力：右眼为 0.6，左眼为 0.5；裸眼视力：右眼为 0.12，左眼为 0.1。双眼角膜透明，前房清，瞳孔圆，晶状体透明，眼底视神经盘边界清色淡红，黄斑中心光（+）。快速散瞳验光：右眼为-6.00DS&-0.75DC×45 度矫正 0.8，左眼为-5.00DS&-0.50DC×175 度矫正 0.8。

中医诊断　能近怯远。

中医证型　脾肾不足。

西医诊断　屈光不正（双眼近视）。

治法　健脾补肾，益精明目。

中药处方　党参 10g，白术 10g，茯苓 10g，山药 10g，麦芽 15g，谷芽 15g，枸杞子 15g，菟丝子 10g，石菖蒲 10g，茺蔚子 10g，丹参 10g，炙甘草 6g。

水煎服，每天 1 剂，分次温服，共 7 剂。

嘱患儿按验光度数调整眼镜。

2011 年 7 月 29 日二诊

刻下症　患儿家长代诉觉视物较前明亮，大便硬有改善。舌淡红，边有齿印，苔薄白，脉细。

专科检查　自镜视力：右眼为 0.8，左眼为 0.8；裸眼视力：右眼为 0.12，左眼为 0.12。余检查同前。

中药处方　按原中药处方续服 7 剂。

加以耳穴贴豆（选穴：脾，肾，神门，目 1，目 2）治疗，每周 1 次，4 周为 1 个疗程。休息 1 个月后重复上述治疗。

2018 年 8 月 18 日三诊

刻下症　患儿从 2011 年坚持治疗至今，今日复查散瞳验光：右眼为-8.00DS&-1.25DC×15 度矫正至 1.0，左眼为-6.75DS&-1.50DC×175 度矫正至 1.0。

按语

阴阳乃目视精明之基础，肾所寓阴阳直接影响眼的视觉功能。先天肾气为小儿生长发育的动力，但肾的元阴元阳在出生之后，全由后天之本的脾化生气血以滋养。血属性为阴，脉为血府，主通行血液，血液充盛且能够在目络中运行而不溢出脉外，才能保证濡养眼目，而血液的充盛依赖于脾胃化生，血在脉中运行赖于脾气的统摄。本病患儿又有挑食偏食习惯，令脾失健运精微化生不足，目失所养，视觉功能受损，发育不良。故予以健脾补肾、益精明目之法。

方中四君子汤益气健脾为君，配伍山药益气养阴补脾肾；枸杞子、菟丝子、茺蔚子补肾养精；佐以丹参活血通络，石菖蒲开窍，麦芽、谷芽健脾开胃。则能精血足，瞳神得养，目视精明。

中医有"耳者，宗脉之所聚也"之说，《灵枢·邪气脏腑病形》说："十二经脉，三百六十五络。其血气皆上于面而走空窍，其精阳气上走于目而为精。其别气走于耳而为听。"而在48条经中有42条经与相应耳穴发生感传联系，耳与经络脏腑有着密切关系。故刺激耳穴能调整脏腑经络虚实，使人体各部的功能得以保持相对平衡，调节眼部经气，加速眼部血液循环，改善眼肌的调节功能，使眼睫状肌痉挛缓解，增强穴位气血流通。

案例二

马某，男，8岁，2018年6月25日初诊。

主诉　双眼视蒙1年余。

现病史　患儿约于1年前发现上课时看黑板不清楚，经到外院诊为"近视"。已配镜治疗，自觉近1年近视度数增长较快，为寻求中医治疗，遂到我院就诊。平时胃纳可，睡眠可。舌淡红，苔薄白，脉细。

专科检查　自镜视力：右眼为0.8，左眼为0.8；裸眼视力：右眼为0.2，左眼为0.3；双眼角膜透明，前房清，瞳孔圆，晶状体透明，眼底视神经盘边界清色淡红，黄斑中心光（+）。快速散瞳验光：右眼为-2.75DS矫正至1.0，左眼为-2.50DS&-0.75DC×170度矫正至1.0。

中医诊断　能近怯远。

中医证型　脾肾不足。

西医诊断　屈光不正（双眼近视）。

治法　健脾补肾，益精明目。

中医处方　患儿不愿服用中药汤剂，予以眼针（选穴：足三里，合谷，睛明，瞳子髎，太阳）和耳穴贴豆（选穴：脾，肾，神门，目1，目2）治疗，每周2次，4周为1个疗程。休息1个月后重复上述治疗。

嘱患儿按验光度数调整眼镜。

2019年5月24日二诊

刻下症　患儿家长代诉觉视物较前明亮，舌淡红，苔薄白，脉细。

专科检查　自镜视力：右眼为1.0，左眼为1.0；裸眼视力：右眼为0.4，左眼为0.4。散瞳验光检查结果同前。

按语

大量的相关实验数据表明，针刺对近视的视力有一定的调节作用。针刺的治疗疗效关键在于作用于特定经络、特定腧穴产生了特定效应。针刺治疗近视能改善等效球镜、晶状体前后径及睫状体厚度。针刺可使眼周血管平滑肌紧张度降低，血管痉挛解除，管腔通畅，血流速度加快，改善局部神经、肌肉的血液供应，消除缺血和缺氧状态，从而有利于视觉神经功能的恢复、眼的屈光系统的调节和视疲劳症状的缓解。这与中医"目得血而能视"的观点是相吻合的。眼睛位于头面部，目系与脑直接相通，针刺局部穴位可通窍活血，疏通局部经气。足三里为足阳明胃经的合穴，位于小腿外侧，犊鼻下3寸，是保健要穴，针之具有补益气血之功。通过刺激该穴激发阳明经气，可循经络传导直达脾胃，从而调整脏腑功能。《外台秘要·明堂》曰："凡人年三十岁以上，若不灸三里，令人气上眼暗，所以三里下气也。"《通玄指要赋》曰："三里却五劳之羸瘦。"有学者用家兔观察针刺"睛明"、"足三里"前后的眼血流图，发现血液流出速度在针刺后降低，眼部血管弹性增加，使视网膜血液循环量增加，促进视觉恢复。合谷，具有通络开窍、行气活血的作用。《玉龙经》、《医学入门》等称其有疗头面耳目疾病之功，为手阳明经治目疾之经验效穴。手足阳明经气相通，足阳明经脉上达于目下，足三里、合谷两穴合用，起到通经活络、调节眼部经气的作用。睛明是手、足太阳，足阳明，阴跷、阳跷脉五脉交会穴，通过睛明五脏之精皆能上呈于目，目得养则能视。肝血的濡养、肾精的充润、心神的调节均在针刺此穴后被充分调动。瞳子髎为手太阳、手少阳与足少阳交会穴，《针灸大成·足少阳胆经》曰："主目痒，翳膜白，青盲无见，远视䀮䀮，赤痛泪出多眵。"太阳穴在中医经络上被称为"经外奇穴"，太阳在颞部，位于眉梢与目外眦之间向后约一横指的凹陷处。太阳穴下有颧面神经、面神经的颞支和颧支、颞神经分布；太阳穴下有颞浅动脉的分支、属支分布。

第二节　补土理论治疗弱视

弱视是一种多见的阻碍并损害儿童视觉发育，最终造成视功能永久性低下的眼科疾病。1996 年我国眼科学会弱视、斜视防治小组发布的标准将弱视定义为"眼部无明显器质性病变，以功能改变为主，远视视力<0.9（≤0.8），且不能矫正者为弱视"。因此在临床工作中，人们习惯以 1.0 为正常视力标准，以最佳矫正视力<0.9 作为弱视诊断的视力标准。2010 年美国眼科学会编写的《眼科临床指南》第二版对弱视标准进行了重新定义，并明确了不同年龄段最佳矫正视力标准：在无器质性病变的基础上，视觉发育期由于单眼斜视、未矫正的屈光参差、高度屈光不正及形觉剥夺引起的单眼或双眼最佳矫正视力低于相应年龄的视力为弱视；或双眼视力相差 2 行及以上，视力较低的眼为弱视眼；年龄在 3～5 岁儿童视力的正常值下限为 0.5，6 岁及以上儿童视力的正常值下限为 0.7。2011 年中华医学会眼科学分会斜视与小儿眼科学组参考国外诊断标准结合国内调查研究对原有的诊疗指南进行补充修改，提出弱视的诊断中应发现导致弱视的相关因素，正式明确考虑相应年龄因素，形成了新的专家共识：规定视觉发育期内由于单眼斜视、未矫正的屈光参差、高度屈光不正及形觉剥夺引起的单眼或双眼最佳矫正视力低于相应年龄视力，或双眼视力相差 2 行或以上者为弱视，当两眼最佳矫正视力相差 2 行或更多时，较差的一只眼为弱视。

弱视的类型根据临床体征分为以下四类。

第一类是斜视性弱视：因单眼斜视而导致的弱视，由于眼位偏斜引起异常的双眼相互作用同一物像成像在视网膜上的不同位点形成复视，在皮质中枢无法融合为单一图像导致视混淆。复视和视混淆这两种异常的视网膜相互作用，使一眼的黄斑区物像被抑制，形成弱视。

第二类是屈光参差性弱视：双眼之间正球镜相差≥1.5D，柱镜相差≥1.0D 称为屈光参差。屈光参差性弱视是由双眼异常的相互作用和形觉剥夺两个因素引起，由于屈光度不等，两眼在黄斑部形成的物像模糊不能融合，矫正屈光不正后仍不能融合。屈光度较高眼形成的物像被视皮质抑制，经过长时间的抑制该眼遂形成弱视。远视性屈光参差中，远视度数较高的一只眼因黄斑区无法接收到清晰的物象，更容易形成弱视。

第三类是屈光不正性弱视：屈光不正性弱视为双眼弱视，发生在双眼高度屈光不正未及时矫正者，主要是由于远视性屈光不正或高度散光，双眼视物模糊引起形觉剥夺导致弱视。由双眼高度散光引起的弱视又称子午线性弱视。

第四类是形觉剥夺性弱视：婴幼儿时期，由于屈光介质浑浊、先天性上睑下垂或因医源性缝合等因素导致视网膜黄斑区未能受到足够的光刺激，影响了视功能发育，无法形成清晰的物像于视网膜上而导致弱视。引起形觉剥夺性弱视的因素，即可有单眼形觉剥夺，也可有双眼异常相互作用因素。

目前，治疗弱视的主要方法有屈光矫正法、遮盖法、压抑疗法、光学疗法（红光闪烁、视觉生理刺激、海丁格刷和后像疗法）、多媒体知觉训练法等，临床中多以综合治疗为主要手段。

传统中医没有对弱视的直接命名，一般据临床特征将其纳入"视瞻昏渺"、"目暗不明"、"小儿通睛"、"小儿青盲"等范畴。古代医家认为眼的功能与五脏之盛衰密切相关，尤其是肝、脾、肾三脏的功能正常才能使精充目明。《灵枢·大感论》中说眼乃承五脏六腑之精气，五脏六腑精气充盛则眼目清明；《异授眼科》中有一问答："何以目视物不真？"答曰："脾虚也。"五行中，肝木脾土，且木克土，土虚则不可胜木，故视物不真。治予"苍术汤，补肾丸"。且脾胃相根，胃冷亦可致视物不明。《兰室秘藏》认为，脾为五脏六腑提供精气等营养物质，这些物质会进一步向上濡养目珠，如若脾胃虚弱，无法正常运化，五脏就得不到足够的精微物质，便不能为目珠提供多余的养分。《灵枢·邪气脏腑病形》中有云："十二经脉，三百六十五络，其血气皆上于面而走空窍，其精阳气上走于目而为睛。"说明双目通过经络与脏腑相联系，脏腑通过经脉输送精气于双目。

现代医家结合临床研究，对本病的病因病机的认识更加全面和深刻。如李氏[1]认为，肝血亏损，肾精不足，目失涵养则目精不明而成弱视。赵氏[2]认为，弱视乃先天不足，心液乏源引起心神失养所致。王氏[3]提出先天禀赋不足，或后天摄养失宜，肾气不充而导致肝肾明精亏损，精气不能上承濡养于目，阴阳失调，目失所养，神光发生无源，不能发越，视力欠缺，久不愈则成弱视。综上所述，弱视的发生，与先天不足，后天失养或患病导致脏腑功能异常有关。在脏属肝、脾、肾，或肝血不足，或肾精不足，或脾失濡养，精气不能上承于目，目失濡养，神光不能发越而形成弱视。

随着医学研究的发展，中医学对弱视有了更进一步的认识，针对弱视症状，1920 年刘耀先在《眼科金镜•盲》中描述："症之起不痛不痒，不红不肿，如无症状，只是不能睹物，盲瞽日久，父母不知为盲。"这正和弱视早期不易被发现，特别是不伴斜视的弱视临床特点相同。弱视的发生，有或因为患者先天不足，脏腑功能虚衰，乌珠禀赋不足者，或因后天错失调养时机或调养方式不当，导致视觉功能异常者；或是后天饮食失节，伤及脾胃所致者。

治疗弱视，通常以补肾填精、健脾养肝为主，目前，众多医者在继承前人治疗经验的同时，不断探索治疗弱视的新思路，在传统针刺、中药口服外用、针药联合等方法上，辨证施治，摸索并形成自己独到的治疗心得。

案例一

邝某，女，6 岁，2018 年 4 月 18 日初诊。

主诉 双眼视蒙 2 年余。

现病史 患儿约于 4 岁时体检发现双眼视力不好，经到外院诊为"散光，弱视"。戴镜矫正，但视力提高不明显，为寻求中医治疗，遂到我院就诊。平时胃纳一般，睡眠可。舌淡苔薄白脉细。

专科检查 裸眼视力：右眼为 0.5-，左眼为 0.4。双眼角膜透明，前房清，瞳孔圆，晶状体透明，眼底视神经盘边界清色淡红，黄斑中心光（+）。阿托品散瞳验光：右眼为+2.25DS&-1.75DC×180 度矫正至 0.6-；左眼为+2.50DS&-1.25DC×5 度矫正至 0.6-。

中医诊断 视瞻昏渺。

中医证型 脾肾不足。

西医诊断 ①弱视（双眼）；②屈光不正（双眼）。

治法 健脾补肾，益精明目。

中药处方 党参 20g，白术 10g，茯苓 10g，山药 10g，黄芪 10g，五味子 10g，枸杞子 10g，石菖蒲 10g，白芍 10g，升麻 10g，炙甘草 6g。

水煎服，每天 1 剂，分次温服，共 7 剂。

予以眼针（选穴：足三里，合谷，睛明，瞳子髎，承泣，太阳）和耳穴贴豆（选穴：脾，肾，神门，目 1，目 2）治疗，每周 2 次，4 周为 1 个疗程。休息 1 周后重复上述治疗。

2019 年 1 月 16 日二诊

刻下症 患儿家长代诉觉视物较前明亮。舌淡红，苔薄白，脉细。

专科检查 裸眼视力：右眼为 0.8-2，左眼为 0.8。快速散瞳验光：右眼为

+1.25DS&−1.25DC×180度矫正至1.0,左眼为+1.25DS&−1.00DC×5度矫正至1.0。

中医处方 以耳穴贴豆(选穴:脾,肾,神门,目1,目2)治疗,每周1次,4周为1个疗程。休息1个月后重复上述治疗。

按语

目能视物之神光,源于先天精气,即由肾所受藏之精化生,亦赖于后天脾胃运化的精气充养。李杲《兰室秘藏》曰:"五脏六腑之精气皆禀受于脾,上贯于目……目者血脉之宗也,故脾虚则五脏之精气皆失所司,不能归明于目矣。"肝虽藏血上濡于目,亦必须通过脾胃气化,脾胃之气能滋养元气;脾为气血生化之源,五脏六腑之精气皆禀受于脾而上贯于目;清阳气上散于目而为精,阳气升浮方能九窍通利。脾胃虚弱则升降运化失职,血无以化,目不得血,神光不能远射。脾胃元气衰弱,气少则津液不行,津液不行则血亏,气血亏虚,目无所养则病。若小儿喂养不当,日久则脾胃虚弱,气血生化乏源,可致目失濡养,视物不明。治疗则以健脾补肾、益精明目为宗旨。自拟方增视灵。方中黄芪、党参补气,为君药;茯苓、白术、山药补脾气以助化源,共为臣药;五味子、枸杞子补肾明目,石菖蒲、白芍养血安神益智共为佐药;升麻、炙甘草引药归经,调和诸药,以为使药。诸药合用,可健脾补肾,明目益智。

案例二

黄某,男,6岁,2018年10月15日初诊。

主诉 双眼视蒙1年。

现病史 患儿于5岁时发现双眼视力不好,一直未到医院就诊,为寻求治疗,遂到我院就诊。平时胃纳不佳,睡眠可。舌淡,苔薄白,脉细。

专科检查 裸眼视力:右眼为0.1,左眼为0.5。双眼角膜透明,前房清,瞳孔圆,晶状体透明,眼底视神经盘边界清色淡红,黄斑中心光(+)。阿托品散瞳验光:右眼为+7.00DS&−0.50DC×180度矫正至0.2,左眼为+5.50DS矫正至0.8。

中医诊断 视瞻昏渺。

中医证型 脾肾不足。

西医诊断 ①弱视(双眼);②屈光不正(双眼)。

治法 健脾补肾,益精明目。

中医处方 患儿不愿服用中药汤剂,予以眼针配合体针(选穴:足三里,合谷,睛明,瞳子髎,承泣,太阳)和眼局部丹参离子导入、耳穴贴豆(选穴:脾,肾,神门,目1,目2)治疗,每周2次。

2019年5月24日二诊

刻下症 患儿诉觉视物较前清楚。舌淡红,苔薄白,脉细。

专科检查 裸眼视力:右眼为0.4,左眼为1.0。余眼科检查同前。

中医处方　继续予以上述眼针耳穴治疗，待暑假行散瞳验光检查。

按语

相关中医古籍中未出现和弱视疾病相关的记载，依据其年龄及仅仅有视物模糊而逐渐盲无所见的症状，将其归为小儿青盲或者视瞻昏渺的范畴。其病因机制多为精神疲劳、脾肾不足及气血两虚等。本例患儿自幼视力不佳，先天禀赋不足，脏腑功能虚衰，且后天脾胃失运，故视觉功能异常。治疗当以健脾补肾、益精明目为法，患者不能服用中药汤剂，故采用外治法，耳穴贴豆补益脾肾，针刺足三里、合谷调理脾胃功能，配合眼周取穴疏通目络，并通过离子导入治疗对非对称中频电流产生的电场，使丹参中的有效成分透过眼表快速进入眼内，有效达到活血通络、调节和改善局部循环的目的。

第三节　补土理论治疗其他儿童眼病

案例一

李某，男，11 岁，2016 年 5 月 16 日初诊。

主诉　左侧眼睑下垂 2 个月。

现病史　患者曾在外院就诊，查胸部 CT 提示胸腺稍大，行肌电图等检查，诊断为重症肌无力（眼肌型），建议行胸腺切除术或口服激素及溴吡斯的明，但患者家属拒绝，来我院寻求中医治疗。患者无全身乏力症状，纳、眠可，大便调。舌淡胖有齿痕，苔白厚腻，脉细弱。

专科检查　视力：右眼为 1.2，左眼为 1.5。双眼上睑下垂，遮盖角膜缘约 2mm，上睑抬举困难。

中医诊断　上胞下垂。

中医证型　脾虚气陷证。

西医诊断　①上睑下垂（左眼）；②重症肌无力（眼肌型）。

治法　补中健脾，升阳益气。

中药处方　予补中益气汤加减。

五爪龙 30g，党参 10g，白术 10g，炙甘草 5g，当归 3g，陈皮 3g，升麻 3g，柴胡 3g，山药 15g。

水煎服，每天 1 剂，分次温服，共 7 剂。

2016 年 5 月 24 日二诊

刻下症　患者自觉上睑下垂症状稍改善，尤其以晨起时双眼睁开如常。舌淡胖，苔薄白，脉细弱。

原方续服 7 剂。

按语

上胞下垂主要由心、脾、肾三脏的异常引起，其中以脾为主。本病后天性者，多由脾阳虚中气不足，或风痰乘虚阻络，以致肌肉失养而抬举无力，故双眼上胞下垂。后天者，多采用升阳益气之法。本病患者 11 岁，脾主肌肉，今脾虚中气不足，脾阳不升，睑肌无力，故上胞下垂，身疲乏力。脾胃阳气虚，脾蓄痰湿，故舌淡胖有齿痕，苔厚腻。本病治疗上以补中健脾、升阳益气为主，予补中益气汤益气升阳，方中改黄芪为五爪龙，是因多数患者存在"虚不受补"之现象，大剂量的党参、北芪往往过燥反致补滞，多致口干苦、失眠多梦、大便干结之证。五爪龙俗称南芪，与黄芪南北呼应，功能补脾益肺，可益气不作火，补气而不提气，扶正而不碍邪，同时五爪龙更有化湿行气祛痰之效，因此用量可较大，通常成人用量为 30～120g。该患儿尽管有脾虚气陷证的表现，然而舌苔白厚腻，使用黄芪恐会过燥而补滞，因此改用大剂量五爪龙，取得良好的疗效。

案例二

赵某，男，8 岁，2018 年 3 月 5 日初诊。

主诉 双上眼皮跳动频繁 1 个月余。

现病史 患儿双眼皮不能自控跳动，久视及睡眠不足时加重，常喜揉眼，伴肢体倦怠，神疲乏力，纳、眠差，梦多，大便正常。舌淡，苔薄白，脉细。

专科检查 双眼远、近视力，眼压，眼底均正常。

中医诊断 胞轮振跳。

中医证型 脾虚气弱证。

西医诊断 眼睑痉挛（双眼）。

治法 补中益气健脾。

中药处方 予补中益气汤加减。

北芪 15g，党参 10g，白术 10g，当归 3g，陈皮 3g，酸枣仁 5g，远志 3g，龙眼肉 10g，山药 15g，炙甘草 5g。

水煎服，每天 1 剂，分次温服，共 7 剂。

2018 年 3 月 15 日二诊

刻下症 患儿双眼眼睑跳动改善。

原方续服 7 剂而愈。

按语

祖国医学对于本病记载较少，《目经大成·睑废》曰："两胞经脉之间，为邪所中，血气不相荣卫，麻木不仁，而作此状。"《审视瑶函》曰："胞轮振跳，岂是纯风，气不和顺，血亦欠隆。"《目经大成·目眴》曰："盖足太阴、厥阴荣卫不调，不调则郁，久郁生风，久风变热而致。"《证治准绳·杂病·七窍门》曰："胞轮振跳，谓目睥不待人之开合而自牵拽振跳也。乃气分之病，属肝脾二经络牵振之患。"

从这些文献看来，前人的观点是本病发于肝、脾二经，由于二经气血不和、营卫不调、风火内生引起。患儿脾气虚弱，清阳之气不升，筋肉失养导致胞睑瞤动，故当治以补中益气健脾。《素问集注·玉机真脏论》曰："脾为孤脏，中央土以灌四傍。"《素问集注·五脏生成》说："脾主运化水谷之精，以生养肌肉，故主肉。"本病治宜补中益气健脾，予补中益气汤加减，患儿 8 岁，用量酌减，原方基础上去当归、升麻、柴胡、生姜和大枣，加用山药以促健脾补肾益精之效，结合患者脾气虚弱，营卫不调，加用酸枣仁、远志、龙眼肉养血安神；共奏补中益气健脾，兼顾养血安神之功。二诊续服原方，症状逐渐改善。

案例三

黄某，女，11 岁，2019 年 5 月 8 日初诊。

主诉 双上眼皮跳动频繁 1 周。

现病史 患儿双眼皮振跳不休，或与眉、额、面、口角相引，不能自控，面色苍白。舌淡，苔白，脉弦细。

专科检查 双眼远、近视力，眼压，眼底均正常。

中医诊断 胞轮振跳。

中医证型 肝脾气血亏虚证。

西医诊断 眼睑痉挛（双眼）。

治法 养血息风。

中药方剂 予当归活血饮加减。

当归 15g，川芎 10g，熟地黄 15g，白芍 10g，黄芪 20g，防风 10g，薄荷（后下）10g，羌活 10g。

水煎服，每天 1 剂，分次温服，共 5 剂。

2019 年 5 月 15 日二诊

刻下症 患儿双眼眼睑跳动改善。

原方续服 7 剂而愈。

按语

祖国医学认为本病病变主要在于肝、脾。眼为肝窍，肝为风木之属，物从其类，故善病风。振跳动摇，即风的征象，提示本病发病的另一途径在于肝窍之虚，致风入于目，另一方面，血虚肝旺，虚风内动，牵拽胞睑而振跳。《证治准绳·杂病·七窍门》曰："（胞轮振跳）气分之病，属肝脾二经络，牵振之患。人皆呼为风，殊不知血虚而气不顺，非纯风也。"《审视瑶函·目睛瞤动》曰："目者肝胆，风木之所属，相火所乘，肝藏血，血不足则风火内生，故目睛为之瞤动。"本病患儿肝脾血虚，血不养筋，筋肉拘挛目困，活动后气血亏耗，血虚生风，故眼皮振跳不休，或与眉、额、面、口角相引。气血两虚则面色苍白，舌淡，脉弦细。治宜养血息风，以当归活血饮加减，原方用当归身、川芎、熟地黄、白芍养血柔肝为主，黄芪益气以养血，防风、薄荷、羌活疏散外风。二诊患儿胞睑跳动逐渐改善。

案例四

张某，女，9岁，2019年2月7日初诊。

主诉 双眼不自主颤动1周。

现病史 1周前患儿两眼不自主颤动，每日发作5～10次不等，每次发作10秒至2分钟不等，可自行缓解，发作时自感视力模糊，无头晕、耳鸣、恶心欲呕等不适，伴神疲乏力，纳、眠差，面色萎黄，便溏。舌淡，苔白腻，脉弦滑。1周余前有感冒发热病史，体温最高为39.9℃。在外院耳鼻喉及神经内科就诊，行内耳前庭功能、头颅磁共振等检查均未见异常。

中医诊断 辘轳转关。

中医证型 脾胃气虚，痰湿阻络证。

西医诊断 眼球震颤（双眼）。

治法 益气健脾，活血化瘀，化痰利水。

中药处方 予参苓白术散加减。

党参20g，炒白术10g，茯苓10g，白扁豆8g，炙甘草5g，山药15g，薏苡仁15g，莲子5g，鸡内金5g，神曲5g，麦芽5g。

水煎服，每天1剂，分次温服，共7剂。

2019年2月15日二诊

刻下症 患儿双眼颤动改善，纳、眠改善，舌淡红，苔白稍腻，脉弦滑。原方去鸡内金、神曲、麦芽。

中药处方 党参20g，炒白术10g，茯苓10g，白扁豆8g，炙甘草5g，山药15g，薏苡仁15g，莲子5g。

水煎服，每天1剂，分次温服，共7剂。

随访病情痊愈。

按语

眼球震颤是指两眼发生不自主的有节律的往返运动，根据病因可分为眼源性、迷路性、中枢性和先天性四种。本病的发生多因禀赋不足，后天失调，或肝肾亏损，目窍失养，约束失调而成，或平素肝血不足，外邪乘袭，上攻于目而成。本例患儿素体脾胃气虚，复感外邪，脾虚湿停，湿浊化痰，痰凝化热，故患儿高热。患儿脾阳不升，故面色萎黄。脾不转输精气于四肢，故神疲乏力。运化无力，故便溏，舌淡、苔白腻、脉弦滑亦属脾胃气虚、痰湿阻络之象。《证治准绳·杂病·七窍门》曰："神珠不待人转而自莩然察上，莩然察下……或左或右，倏易无时，盖气血搏击不定，筋脉振惕，缓急无常，被其牵拽而为害。"体现了本病的病因和特征。调节人体的气血，气血通畅，才能祛邪消痛。而"气为血之帅"，"气行则血行"，脾为后天之本，脾气虚弱，清阳之气不升，水湿阻滞，发为筋脉振惕。取方参苓白术散加减，方中党参、白术、茯苓益气健脾渗湿，配伍山药、莲子助君药以健脾益气，兼能止泻，并用白扁豆、薏苡仁助白术、茯苓以健脾渗湿，均为臣药，更用鸡内金、神曲及麦芽健脾开胃。补中气，渗湿浊，行气滞，使脾气健运，湿邪得去，则诸症自除。

案例五

郑某，男，2 岁，2018 年 4 月 13 日初诊。

主诉　左眼上睑红肿疼痛 3 天。

现病史　患者 3 天前无明显诱因出现左眼上睑红肿疼痛，伴神疲，纳差，腹胀，夜寐不安，磨牙，毛发稀疏，大便酸臭。舌苔厚腻，脉滑数。

专科检查　左眼上睑外侧局部红肿，触之有结节，轻压痛。

中医诊断　针眼。

中医证型　食积壅滞，脾胃积热。

西医诊断　睑腺炎（左眼）。

治法　消食导滞。

中药处方　予保和丸加减。

山楂 10g，神曲 5g，莱菔子 5g，茯苓 5g，陈皮 3g，法半夏 3g，连翘 3g。

水煎服，每天 1 剂，分次温服，共 5 剂。

2018 年 4 月 20 日二诊

刻下症　患者左眼上睑红肿疼痛基本好转。

按语

本例患儿，过食辛辣炙煿，脾胃积热，循经上攻胞睑，致营卫失调，气血凝滞，局部化热酿脓，故见左眼上睑红肿疼痛，大便酸臭。舌苔厚腻，脉滑数。小儿时期有"脾常不足"的生理特点，如过食肥甘厚味，易导致食积壅滞、脾胃积热，从而引发各种疾病，故治疗上采用消食导滞，疏散心脾之蕴热。方中山楂消一切饮食积滞，长于消肉食油腻之积；神曲甘辛性温，消食健胃，长于化酒食陈腐之积；莱菔子辛甘而平，下气消食除胀，长于消谷面之积。陈皮、法半夏、茯苓理气和胃，燥湿化痰；连翘散结清热，使食积得化，胃气得和，热清湿去，则诸症自除。

案例六

朱某，男，7 岁，2018 年 9 月 22 日初诊。

主诉　双眼视蒙 2 年余。

现病史　患儿于 5 岁时发现双眼视力不好，至外院就诊，诊断为"弱视"，戴镜矫正，但视力提高不明显，为寻求中医治疗，遂到我院就诊。发育较同龄儿童稍慢，纳差，不欲食，睡眠可，大便烂。舌红，苔少，脉沉细。

专科检查 裸眼视力：右眼为 0.4，左眼为 0.6。双眼角膜透明，前房清，瞳孔圆，晶状体透明，眼底视神经盘边界清色淡红，黄斑中心光（+）。阿托品散瞳验光：右眼为+3.50DS&−0.50DC×180 度矫正至 0.6，左眼为+3.0DS 矫正至 0.8。

中医诊断 视瞻昏渺。

中医证型 脾肾不足。

西医诊断 ①弱视（双眼）；②屈光不正（双眼）。

治法 健脾补肾，益精明目。

中药处方 予六味地黄丸加四君子汤加减。

熟地黄 15g，山茱萸 8g，山药 10g，牡丹皮 6g，茯苓 6g，泽泻 6g，莲子 10g，党参 10g，白术 10g，甘草 5g。

水煎服，每天 1 剂，分次温服，共 5 剂。

2019 年 9 月 30 日二诊

刻下症 患儿诉视物较前清晰。舌淡红，苔薄，脉细。

专科检查 裸眼视力：右眼为 0.6，左眼为 0.8。余眼科检查基本同前。

按语

目能视物之神光，源于先天精气化生，亦赖于后天脾胃运化的精气充养。本例患儿多先天禀赋不足，目中真精亏少，神光发越无力，加之患病日久，素体虚弱，脾常不足，脾气虚弱，气血生化不足，可致目失濡养，视物不明。儿童视觉发育的关键时期为 0～3 岁，敏感区为 0～12 岁，双眼视觉发育 6～8 岁成熟。在视觉发育过程中，脾胃功能的健旺尤为重要。若脾虚肝旺，可能发生弱视和斜视并存。李东垣《兰室秘藏》曰："五脏六腑精气皆禀受于脾，上贯于目……目者血脉之宗也，故脾虚则五脏之精气皆失所司，不能归明于目矣。"方中熟地黄滋肾填精，山茱萸养肝肾而涩精，山药补益脾肾而固精，三药同用，以达到三阴并补之功，党参甘温益气，健脾养胃；苓、术相配，则健脾祛湿之功益著；泽泻清泻肾浊，防熟地黄之滋腻敛邪，且可清降肾中虚火；牡丹皮清泻肝火，制山茱萸之温，且防酸涩敛邪；甘草益气和中，调和诸药。诸药合用，可健脾补肾，明目益智。

案例七

伍某，女，1 岁，于 2016 年 7 月 6 日初诊。

主诉 双眼上视 3 天。

现病史 患者因"发现心脏杂音 1 年"于 2016 年 6 月 28 日入院。入院后心脏彩超提示：先天性心脏病、室间隔缺损（以左向右分流为主的双向分流）、肺动脉高压。排除手术禁忌证后于 2016 年 7 月 3 日行室间隔缺损修补术，术后第 3 天，出现双目上视且向右上方凝视，四肢活动正常，无肢体抽搐症状，纳差便溏，指纹色淡红，显于风关。眼底检查未见异常，头颅 CT 未见明显异常。

中医诊断　目偏视。

中医证型　脾虚湿瘀。

西医诊断　麻痹性斜视（双眼）。

治法　健脾化湿，活血祛瘀。

中药处方　党参 8g，茯苓 5g，白术 5g，砂仁 5g，山药 5g，密蒙花 10g，甘草 3g。

水煎服，每天 1 剂，分次温服，共 5 剂。

2016 年 7 月 8 日二诊

刻下症　服药后两天，患儿双目上视及向某一方向凝视症状逐渐改善，胃纳好，大便正常，至服药 5 日后如正常儿童无异。

按语

本病患者心脏手术后早期出现双目上视并向右上方凝视，此非肝风内动之症，乃脾虚不运，水湿停滞，脉络瘀滞，蒙蔽清窍所致。开胸手术伤筋动骨、阳气外泄，气虚则无力运化水谷，且体外循环乃非人体正常血流循环，容易导致水湿运行不畅。脾为后天之本，主运化，性喜燥而恶湿，脾失运化之职，势必造成湿邪阻络。眼能够明视万物，辨别颜色，是赖五脏六腑精气的滋养。脾主运化水谷，为气血生化之源。《素问·玉机真脏论》在论及脾之虚实时说："其不及，则令人九窍不通。"李杲《兰室秘藏·眼耳鼻门》进一步阐述说："夫五脏六腑之精气皆禀受于脾，上贯于目。脾者诸阴之首也，目者血脉之宗也，故脾虚则五脏之精气皆失所司，不能归明于目矣。"本病病机最终主要归结于脾虚不运，水湿停滞，脉络瘀滞，浊气上泛，蒙蔽清窍，其本乃因脏腑功能失调属虚，治之当以益气健脾之法。辨证予四君子汤加减，原方具有补气、益气健脾之功效，患儿年幼，加山药以健脾益肾，顾护脾土；加砂仁以加强温脾化湿之效；加密蒙花以清热明目。全方共奏健脾化湿之效，脾气得以升发，行气活血得以祛瘀，则诸症自除。患儿服药后便溏恢复正常，症状逐渐好转。

案例八

刘某，男，9 个月，2016 年 12 月 28 日初诊。

主诉　双眼视力下降 1 天。

现病史　患者因"发现心脏杂音 8 个月"于 2016 年 11 月 28 日入院。入院后心脏彩超提示：复杂型先天性心脏病，单心室，完全型大动脉转位，肺动脉狭窄，卵圆孔未闭，房水平左向右分流，二、三尖瓣少量反流。心脏 CT 示：复杂型先天性心脏病，不定型单心室，完全型大动脉转位，肺动脉瓣下狭窄，房间隔缺损。排除手术禁忌证后于 2016 年 12 月 6 日行双向 Glenn 术（上腔静脉-肺动脉吻合术）+肺动脉环缩术，术后外周血氧饱和度波动在 76%～86%。12 月 27 日发现患儿双目向左上方凝视，目光不能追随物体及人脸移动，用手电筒照射患儿双眼无反应，对声音反射灵敏，四肢活动正常。

专科检查 双眼角膜透明，双瞳孔等大等圆，对光反射灵敏，眼底视神经盘色淡红，边界清，A∶V 约 2∶3，黄斑中心凹反光（+）。

中医诊断 暴盲。

中医证型 气滞血瘀。

西医诊断 ①缺血性视神经病变（双眼）；②斜视（双眼）。

治法 调理气机，活血通络。

中医处方 予针刺睛明、攒竹、承泣、中脘、四白、足三里。

2016 年 12 月 28 日二诊

刻下症 患儿双目凝视症状缓解，手电筒照射患儿双眼有反应，瞳孔对光反射灵敏。

继续原方案治疗 2 天。

2016 年 12 月 30 日三诊

刻下症 患儿视觉基本恢复，目光可追随物体及人脸移动，可辨认亲人，对细小物体反应灵敏，无目光直视、眼颤等症状。

按语

本例患儿行双向 Glenn 术+肺动脉环缩术，为姑息性手术治疗，其目的在于改善低氧血症，同时控制肺血流以防止肺动脉高压，术后出现一过性视觉障碍，因患儿年幼、病情重，无法行视觉诱发电位、脑部磁共振等检查，考虑与缺氧、上腔静脉压力高、术后使用镇静药物等因素相关，但西医除支持治疗外可谓束手无策。从中医而论，患者术前视力正常，无久病体虚之表现，亦无外伤，突发失明当属"暴盲"范畴，《证治准绳·杂病·七窍门》曰："暴盲，平日素无他病，外不伤轮廓，内不损瞳神，倏然盲而不见也。"眼与经络的关系密切，眼及眼的周围经络分布周密，源源不断输送气血濡养于目。《灵枢·邪气脏腑病形》曰："十二经脉，三百六十五络，其血气皆上于面而走空窍，其精阳气上走于目而为睛。"提示眼睛与全身脏腑之间，有许多经络相互连接，构成了具有一定联系的有机整体。正因为众多经络不断地往眼睛输运气血，眼睛才得以发挥正常的视觉功能。经络气血流畅、功能正常是目能运动、视物的保证。若经络气血阻滞，目中气血不能运行，清窍闭塞成暴盲。本病治疗使用针刺而不用内服中药，因针刺对于调理气机见效快且简便，且患儿心脏手术后早期，胃肠功能尚未恢复，口服中药恐难起效。睛明、攒竹、承泣为治疗眼疾常用穴，此为治病之标，而本病之本在于经络气血运行不畅。取穴中脘、四白、足三里为治病之本。中脘为胃之募穴，腑之所会，可以健运中州，调理气机。四白意指胃经经水在本穴快速气化成为天部之气，有通经活络、促进脾土健运之功。足三里乃阳明胃经合穴，"合治内腑"可疏调胃肠气机，通降胃气。

参 考 文 献

[1] 李金田. 儿童远视辨证治疗探析[J]. 北京中医学院学报，1998，21（5）：56-58

[2] 赵玉明，崔玉琴，冯秋文. 中药戴镜遮盖加训练治疗儿童弱视 30 例[J]. 辽宁中医杂志，2003，30（3）：205

[3] 王静波，郑新青，王学萍，等. 中药治疗弱视疗效分析[J]. 中国中医眼科杂志，1994，4（4）：203-205